본제의학 원리

구선 지음

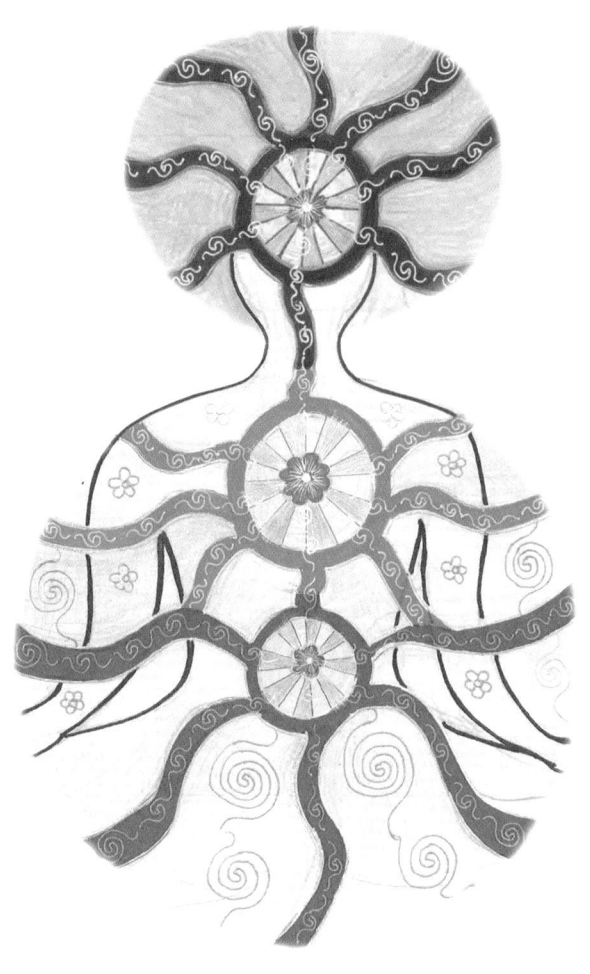

본제의학 원리

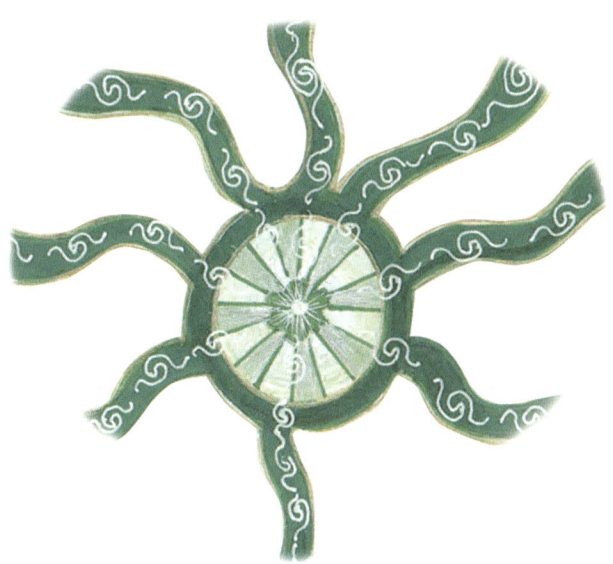

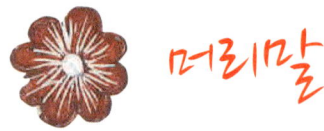 머리말

출가 후 만행을 하면서 수식관을 배웠다. 그것이 인연이 되어 호흡수행을 하게 되었고, 동굴 생활을 하면서 기공 수련을 익히게 되었다.

기운의 감각을 통해 다른 생명과 교류하는 방법은 그 시기에 체득된 능력이다. 후에 그것이 기진법으로 체계화되었다. 견성오도를 위해 노력하던 중에 중관법을 알게 되었고, 그 과정에서 일치하는 능력을 갖게 되었다. 그 능력을 진단에 활용한 것이 심진법이다.

한글의 문자 원리를 연구하면서 자음과 모음이 생명 에너지를 운용하는 방법인 것을 알게 되었다. 특히 자음의 발성 경로는 몸을 이루고 있는 전체 구조물들의 상태를 진단하고, 치료할 수 있는 방법임을 알게 되었다. 그 원리를 진단과 치료에 활용한 것이 발성 명상법과 발성 진단법이다.

뇌척수로 운동법은 필자가 필자의 몸을 치료하면서 얻게 된 결과물이다. 2006년도에 필자는 생사의 기로에 서 있었다. 원인 모를 질병을 얻어 죽음의 문턱에 다다랐던 필자는 회복된 이후에도 허리를 펴지 못했다. 반듯하게 누울 수도 없어서 구부러진 상태로 1년을 넘게 지내야 했다. 굽은 허리를 치료하고자 여러모로 노력했지만 타인의 도움으로 고칠 수 없다고 판단해서 스스로 병을 치료하기 시작했다. 그때 사용했던 방법이 역근세수법이다.
신경을 씻고 근육을 바꾸는 기법으로 6개월을 노력한 결과 굽었던 허리가 펴지고, 정상적인 보행을 할 수 있었다. 그때 사용했던 역근세수법이 뇌척수로 운동법이다.
뇌척수로 운동법은 불교 경전인 능엄경에 제시되어 있고, 아함경에 제시되어 있다. 그 당시 미뤄왔던 수행을 절박한 상황에서 하게 되니 빠른 시간 안에 성취가 이루어졌다. 그 후 4년 동안 뇌척수로 운동을 하면서 몸 안에 생명 경로를 파악하게 되었고, 뇌척수로 진단체계와 치료체계를 만들게 되었다.
두부체감각 진단법과 신체체감각 진단법은 뇌척수로 진단의 기법과 심진, 기진의 기법이 더해진 것이다. 본제 의학의 진단 원리는 이러한 과정을 통해 만들어졌다.

오랫동안 미뤄왔던 일을 이제야 시작하게 되었다.
필자가 의학을 접한 것은 우연한 계기로 인해서이다. 필자는 의사가 아니다. 질병이 무엇인지, 어떻게 진단하고 치료해야 되는지를 모르던 필자에게 어느 날 환자가 찾아왔다. 그 당시 필자는 조그만 암자의 암주였다. 아는 지인의 소개로 찾아온 환자는 유방암 말기였다. 환자의 나이가 30대 후반이었다. 병원에서 수술을 할 수 없다 하여 병원 치료를 포기하고 대체의학으로 치료를 받다가 필자를 찾아온 것이다.
그 당시 필자는 중관 수행을 하고 있었고, 선천공을 익혀서 기운의 운용을 임의롭게 할 수 있는 능력을 갖고 있었다. 하지만 치료에 관해서는 전혀 경험이 없었다. 며칠 동안 지켜보니 환자는 극심한 통증에 시달리고 있었다. 남편분이 간병을 하고 있었지만, 큰 도움이 되진 못했다. 두 분은 모두 시인이었다. 농사를 지으면서 시를 쓰는 농부시인이었는데, 지역에서는 물론이고 나라 안에서도 유명한 분들이었다. 점심 식사 후에 남편과 대화를 하다 보니 부인의 치료에 대해 간절하게 부탁을 하는데 필자 또한 뾰족한 대안이 없었다.

그날 저녁 환자를 중심에 담고 일치를 시켰다. 환자의 통증이 필자의 몸으로 전이되어 엄청남 고통이 시작되었다. 왼쪽 앞 가슴에서 시작된 통증이 등 쪽 날개뼈 쪽으로 이어지는데 마치 송곳으로 쑤시는 것처럼 아팠다. 우리한 통증이 척추를 타고 머리로 올라가는데, 식은땀이 날 정도로 정신을 차릴 수가 없었다. 더 이상 일치를 하지 못하고 중심을 닫은 다음 고민에 빠졌다. 아무리 생각해도 필자가 할 수 있는 것은 기도밖에 없었다. 그래서 불보살님과 천지신명 전에 기도를 올렸다. "자비로우신 부처님이시여! 저의 착함을 공양으로 올리나니 부디 감응하시어 가피를 내려주소서. 불쌍한 환자가 고통에서 벗어날 수 있도록 보살펴 주소서. 천지신명이시여! 나의 밝은 성품을 공양하나니 부디 감응하소서. 누구든 저 환자의 병을 치료할 수 있는 방법을 알고 있는 이가 있다면 나에게 감응해서 그 방법을 일러주소서"

이렇게 발원을 하고 앉아 있다가 깜박 잠이 들었다. 꿈을 꾸었다. 꿈속에서 어떤 사람이 나타나더니 나에게 자기 손을 보여주었다. 다섯 손가락을 쫙 펴고 양손을 보여주는데, 자세히 보니 손가락 사이에 반짝이는 금속이 박혀 있었.

저게 뭐지? 하고 가까이 가서 보니 침이었다. 다섯 손가락 사이에 네 개의 침이 꽂혀 있었다. "그게 뭐야?" 하고 물어보니 자기 소매를 걷어 올리고 기마자세를 취한 다음 팔뚝을 보여주었다. 그랬더니 그 팔뚝에도 500원짜리 동전만한 크기로 침이 꽂혀 있었다. 둥근 형태로 침이 꽂혀 있는데 개수를 세어 보니 8개였다. "그래서 그것으로 환자가 치료되니?"하고 물었더니 오른손에 침을 들고 하나씩 자기 몸에 꽂기 시작했다. 어깨 밑으로 한 개, 유방 부위에 한 개, 이렇게 두 개의 침을 꽂더니 나를 지긋이 바라보았다. "그래서 그렇게 하면 어떤 이치로 유방암이 낫는데?" 이렇게 물으니, 자기 손등을 보여주었다. 손등에서 빨간 줄과 하얀 줄이 그어지더니 팔뚝으로 이어지고 다시 팔뚝의 선이 어깨로 해서 유방으로 이어졌다. 자세히 보니 유방에서부터 빨간 선과 하얀 선이 손가락 사이로 빠져나오는 것이 보였다. "아하, 그래서 치료가 된다고?" 그 사람이 고개를 끄덕거렸다. 번쩍 꿈에서 깨어났다.

꿈에서 본 장면을 그림으로 그려놓고 아침이 되기를 기다렸다. 그리고 꿈 얘기를 환자 부부에게 말해 주었다. 부부 모두 그 침을 맞아보고 싶다고 했다. 하지만 나는 한 번도 침을 놓아 본 적이 없었다. 더구나 그렇게 침을 놓는 것이 환자에게 도움이 될 수 있을지 확신이 없었다. 마침 아는 분이 침술을 배웠다 해서 문의를 해 보았다. "그런 침 자리가 있나요?"하고 물었더니 지금은 그런 침을 놓지 않지만, 옛날에는 그런 침법이 있었다고 했다. 특히 팔목 부위의 침자리 같은 경우는 신병이 걸린 사람한테 놓는 침 자리라 했다. 무당이 신을 뗄 때 고슴도치를 양쪽 팔목에 묶어 놓고 굿을 하면 빙의가 치료되는 예가 있었다는 것이다.

일단 큰 해가 없다는 말을 듣고 침을 구해다가 꿈에서 본 자리에 그대로 꽂았다. 그런 다음 혹시나 잘못될까 싶어 자리를 지키고 앉아 상태를 지켜보았다. 환자의 얼굴을 살펴보니 편안해 보였다. "어떠시냐?"라고 물어보니 "왠지 모르게 통증도 없어지는 것 같고 편해진다"고 말했다.
손가락 사이에 꽂아둔 침을 보면서 꿈속에서 본 빨간색 선과 하얀색 선이 나타나는지를 관찰했다. 하지만 눈에 띄게 드러나진 않았다. 한데 10분쯤 지났을까? 손가락 사이에서 검은 연기가 빠져나오기 시작했다. 뭉클뭉클 검은 연기가 매연처럼 뿜어져 나오는데 싸늘한 냉기가 느껴졌다. 다른 사람들은 그 연기가 보이지 않는지 아무런 얘기가 없었다. 애써 표현하지 않고 그냥 지켜보았다. 한 시간쯤 지나니까 검은색이 회색으로 바뀌더니 나중에는 투명한 색이 되었다. 에어컨 냉기처럼 싸늘했던 냉기도 훈훈하게 바뀌었다. 그 시점에서 침을 뺐다. 손가락 사이에 침을 빼니 약간의 피가 나왔다. 아마도 침을 찌르면서 혈관이 찔린 모양이었다. 환자에게 상태를 물어보니 통증도 없고, 몸도 편안한데 졸리다고 했다.
남편에게 뒤처리를 맡기고 방에서 나온 뒤 법당으로 가서 부처님께 기도를 올렸다.
이튿날 아침에 일어나자마자 환자의 방문을 두드렸다. 밤사이에 환자한테는 놀라운 변화가 일어나 있었다. 거무죽죽하게 죽어가던 얼굴이 뽀얀 화색이 돌았다. 유방에 덩어리졌던 종양이 밤사이에 사라졌고, 통증도 씻은 듯이 없어졌다. 다만 한 가지 문제가 발생했다. 다리가 코끼리 발처럼 퉁퉁 부어 있는 것이다. 가만히 누워있을 때는 괜찮은데 걸으려 하면 발바닥이 쩌렁쩌렁 울리면서 중심을 잡을 수 없을 정도였다. 한편으로 난감했다. 유방 쪽은 좋아졌는데 다리가 저렇게 부었으니 그것을 해결해야 했다. 환자 부부는 고맙다고 하면서 시간이 가면 부기도 빠질 거라고 나를 위로했지만 내 마음은 편치가 않았다. 그래서 다시 법당으로 갔다. 꿈속에서 만났던 그이를 떠올리고 중심에 넣어서 일치를 이루었다. 그이가 나타났다. 돌절구에 쿵쿵하고 무언가를 찧고 있었다. 나는 속이 상해 있던 터라 그이에게 푸념을 했다. "아니 알려주려면 제대로 알려줘야지 다리를 그렇게 붓게 만들면 어떡합니까?"그랬더니 손짓을 해서 나를 불렀다. 가까이 가니 손가락으로 절구 속을 가리켰다. 거기에는 걸쭉한 것이 담겨 있고, 큰 말벌들이 윙윙거리며 주변에서 날고 있었다. 가만히 보니 그것은 말벌 집이었다. 말벌 집을 절구로 찧으면서 뭔가를 붓는데 자세히 보니 사과식초라고 쓰여 있었다. "말벌 집을 따다가 절구에 찧을 때 사과식초를 넣고 찧는가?" 끄덕 끄덕거리더니, 자기 다리를 걷어 보이며 그 자리에 말벌 집 찧은 것을 붙이는 모습을 보여주었다. "그렇게 붙이고 얼마나 있어야 되는데?"하고 물으니 손가락 하나를 들어 보였다. "1일?" 끄덕 끄덕, 그런 다음 그이가 사라졌다.

선정에서 깨어난 나는 말벌 집을 따러 갔다. 마침 산신각 처마에 축구공만 한 말벌집이 달려 있어서 그 벌집을 따다가 절구에 찧었다. 그리고 환자의 양쪽 다리에 붙인 다음 비닐로 칭칭 감고 테이프로 고정을 시켰다. 1시간 정도 지나니 환자가 불편함을 호소했다. 따끔거리고 가렵고, 미치겠다는 것이다. 그래도 하루 동안만 참으라고 말하고, 밖으로 나왔다.

다음날 아침 일어나자마자 환자 방으로 가려 하니 이미 환자 남편이 문밖에서 나를 기다리고 있었다. 내 손을 꼭 잡더니, "스님, 기적이 일어났습니다. 하룻밤 사이에 다리부기가 쪽 빠지고 본래의 다리로 돌아왔습니다. 유방의 덩어리도 완전히 없어지고 몸이 날아갈 듯이 가볍다 합니다. 눈물을 글썽이는 남편을 데리고 환자 방으로 가서 환자의 상태를 살펴보았다.

다리를 걷어보니 허벅지에서 발등까지 전체가 다 발진으로 뒤덮여 있었다. 마치 땀띠가 난 것처럼 다다다다 발진이 나 있는데 보기에는 좀 징그러웠다. 하지만 부기는 쪽 빠져 있었다. 환자는 내 손을 꼭 잡고 감사의 눈물을 흘렸다. "도대체 이틀 밤 만에 유방암이 치료될 거라고는 생각지도 못했습니다. 감사합니다. 스님"

그날 이후 보름을 더 암자에 머물다가 병원으로 갔다. 병원 의사가 그 상태를 보더니 어이없어 했다. "어찌 그런 일이......" 그 후로 그 환자는 건강을 되찾았고, 몇 년 동안 나를 찾아와서 인사를 했다. 그 일이 있고 나서 그 소문이 주변에 퍼져 나갔다. 전국 곳곳에서 환자들이 찾아왔다. 암 환자에서부터 각종 난치병 환자들이 소문을 듣고 찾아왔는데 문제는 내가 그 병을 고치는 것이 아니라 꿈속에서 나타났던 그 신명이 병을 고친다는 것이다. 처음에는 환자가 오면 그 신명을 불러서 물어보았다. 그러면 그때마다 처방을 내려 주었다. 때로는 침 자리로, 때로는 기기묘묘한 약재들로....

그렇게 5년의 세월이 흘렀다. 시간이 지날수록 그 신명과 나는 질병을 놓고 토론을 하게 되었다. 대부분은 내가 묻고, 그가 대답했다. 3년이 지날 무렵 나는 그가 갖고 있는 대부분의 지식을 섭렵했고, 내가 갖고 있는 지식을 더해서 진단체계를 만들게 되었다. 그때 만든 진단법이 기진법과 심진법이다. 진단체계가 갖춰지고 나서는 내가 진단한 것을 그를 통해 확인해 보고 서로 차이가 나지 않으면 처방에 대한 의견을 나누었다. 그러면서 점점 그와 만나는 시간이 줄어들었다. 그 후로 2년 정도 그와의 관계가 지속되었지만, 자주 교류한 것은 아니었다. 나는 그에게 중관의 법을 가르쳤고, 그는 나에게 그가 알고 있는 의술을 가르쳤다. 그때가 1997년도였다. 그와의 인연이 1993년도에 시작되어 그때까지 이어졌다. 1998년 여름 방학 때 경주 동국대 한의대생들이 필자를 찾아왔다. 그때 그들에게 침법에 대한 강의를 했다. 당시에는 "사암침법"이 유행했다. 금오 김홍경 선생이 사암 침법을 재발굴해서 학생들에게 전수하던 시절이었다.

침의 보사 원리와 유주 원리, 침 자리를 찾는 방법들을 강의하면서 내가 쓰고 있는 침법이 오행침의 한 종류라는 것을 알게 되었다. 기진과 심진으로 진단하고 침으로 질병을 치료하는 방법들이 그 시기에 정립되었다.

그 후로 8년이 흐른 뒤에 발성 진단법이 정립되었다. 그리고 2009년도에 뇌척수로 진단법이 완성되었다. 체감각 진단법과 두부체감각 진단법은 2013년도에 완성되었다.

신명과의 교류를 통해 알게 된 치료제 중에 대표적인 것이 해령천다이다. 이는 식품으로 등록해서 일반 판매를 하고 있다. 해령천다는 세계 11개국에 특허를 출원했고, 18가지 병증에 치료 효과를 보인다. 특히 면역조절 효과와 혈전 용해 효과가 대단히 뛰어나고, 중풍과 골다공증, 연골재생, 자율신경실조증을 치료하는데 탁월한 효과를 보인다. 여건이 되면 제약으로 등록할 수 있는 최고의 명약이다.

2013년부터는 의료기 개발에 매진하기 시작했다. 진단 원리를 바탕으로 세워진 각종 질병의 원인들을 효율적으로 치료할 수 있는 시스템을 개발하는데 매진했고, 그 결과로 탄생한 것이 "닥터 도드리"이다.

닥터 도드리는 전자약이다.

2013년 1월에 도드리 원형을 개발하고 그것을 의료기로 등록

했다. 그 후 도드리를 활용한 치료 메뉴얼 개발을 진행해 왔고, 현재는 300종 이상의 난치병을 치료할 수 있는 매뉴얼이 갖추어져 있다. 본제 의학의 체계가 완전하게 갖추어진 것은 2019년도이다.

그동안 연구해왔던 의학을 총정리 하고자 마음먹고 그 개념을 세우면서 "본제"라는 명칭을 떠올리게 되었다.

출가 이후 필자가 해 온 일은 생명의 시작에 대한 연구였다. " 이 우주는 어떻게 생겨났으며, 생명은 어떻게 생겨났는가?" 이 질문을 가지고 그 의문을 풀기 위해 노력하면서 많은 사유를 하게 되었고, 그 결과물을 1999년도에 "관 존재 그 완성으로 가는 길"로 출판하게 되었다. 1993년도 무렵에는 생명의 형성 과정에 대한 사유에 골몰해 있던 시기였다. 그 시기에 신명과의 인연이 맺어지면서 필자가 갖고 있던 생명 원리가 훨씬 더 풍부해지는 계기가 되었다.

본제 의학은 양의학도 아니고 한의학도 아니다. 하지만 본제 의학의 체계 안에는 그 모든 의학이 융합되어 있고, 미래의학이 제시되어 있다.

생명의 근본에 입각해서 질병을 바라보고 치료하는 방법, 그것이 "본제 의학"이다. 본제 의학은 크게 세 부분으로 구성된다.

첫째가 진단 원리이다.

둘째가 치료 원리이다.

셋째가 질병 원리이다.

이 책에서는 진단 원리와 치료 원리만 다루어진다. 질병 원리는 다음 책에서 다룰 예정이다. 질병 원리에서는 구체적인 병증을 놓고 그 질병이 생기는 원인과 치료 방법에 대해 논해 볼 예정이다.

 목차

머리말	2
본제 의학 원리	13
본제 의학이란 무엇인가?	14
본제 의학의 체계	

본제 의학 진단 원리

1. 심진법	20
2. 기진법	24
3. 뇌척수로 진단법	30
- 뇌척수로 약식검사	34
- 뇌척수로 정식검사	65
4. 발성진단법	137
5. 체감각 진단법	140

본제 의학 치유 원리

1. 명상치료법	166
- 삼관법	166
- 발성 명상법	168

- 뇌척수로 운동법 236
  - 기공법 255
2. 운동치료법 264
3. 의료기 치료법 264
  - 도드리 치료법 265
  - 전자패치 치료법 283
4. 약차 치료법 312
5. 자연공명 치료법 314
  - 도드리 땅치료기 314
  - 도드리 물치료기 318
  - 도드리 나무치료기 319
  - 도드리 바람치료기 320
  - 도드리 삼극치료기 321
6. 식품 치료법 325
  - 해령천다 325
  - 환원미생물 326
  - 환원 농법 330

암 치료 사례 331
맺음말 356

본제의학 원리

본제 의학이란 무엇인가?

본제 의학은 본제원리를 기반으로 세워진 의학이다.
본제 원리란 생명을 이루는 근본 원리이다.
생명의 근본을 다루는 명제를 본제라 한다.
생명이란 근본과 면모로 이루어진 존재이다.

생명의 근본은 생명을 이루는 바탕이다.
생명은 정신과 몸, 에너지로 이루어져 있고 각각의 바탕이 있다.
정신의 바탕은 本性(본성)이다.
몸의 바탕은 공간이다.
에너지의 바탕은 間隙(간극)이다.
생명현상은 이 세 가지 근본의 상호 작용으로 나타난다.

정신은 心(심), 識(식), 意(의)로 이루어져 있다.
심의 바탕을 無心(무심)이라 한다.
식의 바탕을 無念(무념)이라 한다.
의지의 바탕을 覺性(각성)이라 한다.

몸은 靈(영), 魂(혼), 肉體(육체)로 이루어져 있다.
영의 몸은 생명이 생성해내는 본성 에너지로써 공간을 이룬다.
혼의 몸은 미세물질 입자로써 공간을 이룬다.
육체의 몸은 세포 구조물로 공간을 이룬다.

에너지는 생명활동을 야기하는 원인이다.
세 종류의 에너지가 있다.

첫째가 초양자 에너지이다.
이는 본성의 간극에서 생성된다.
둘째가 양자 에너지이다.
이는 초양자 공간에 내재된 정보의 주파수로 인해 생성된다.
셋째가 전자기 에너지이다.
이는 물질 입자의 분열과 결합의 과정에서 생성된다.
본성은 무념과 무심이 서로 대치된 상태로 한 자리를 이루고 있다.
그 구조가 간극 상태이다.
생명 에너지는 본성의 간극에서 생성된다.
이 에너지가 초양자 에너지다.
생명은 초양자 에너지로 이루어진 공간으로 최초의 몸을 갖게 된다.
이 상태의 생명을 '여래장'이라 한다.
여래장이 연기(緣起)를 일으키면 그 과정에서 천지만물이 생겨난다.
여래장 연기의 원인이 본제를 이루는 세 가지 요소의 관계성이다.
정신을 이루는 본성과 각성, 초양자 에너지간의 관계성으로 인해 연기가 촉발된다.
생명은 연기의 과정을 거치면서 본성을 망각하고 의식과 감정 의지만을 자기라고 생각한다.
본성이 배제된 정신은 불안정하고 몸 또한 균형감을 상실한다.
이 상태가 정도 이상 지속되면 질병이 생겨난다.

醫(의)란 생명을 이루는 세 가지 조건 즉 정신과 몸, 에너지가 영위적 관계를 형성하도록 그 조건을 갖추어주는 행위를 말한다. 몸과 정신, 에너지가 부조화를 이루면 병이 되고 서로 조화를 이루면 건강해진다.

본제 의학은 생명으로 하여금 자기 본성을 회복시킬 수 있는 방법을 제시해 주고 정신과 몸, 에너지의 불균형을 해소시켜 주는 치료체계이다.

본제 의학의 생명 원리는 필자의 책 '생명과 시대사상'에 상세하게 정리되어 있다. 그 책에서는 생명의 근본이 일으키는 변화가 생명의 의식과 몸을 만들어가는 과정에 대해 다루었다. 이 책을 읽기 전에 먼저 그 책을 숙독해 주기 바란다.

본제 의학의 체계는 진단 원리와 치유 원리로 이루어져 있다.

본제의학 진단원리

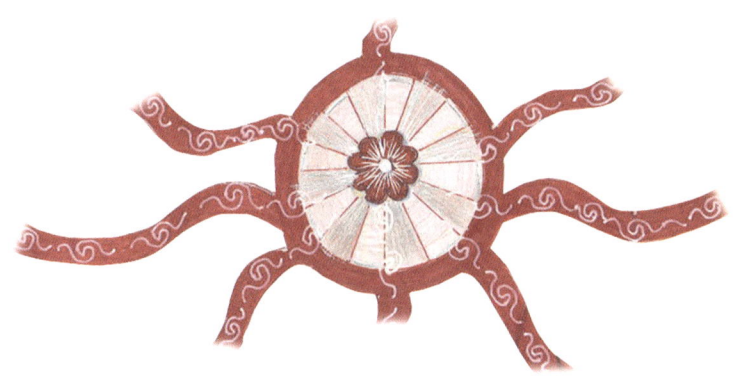

본제 의학의 진단법은 기존의 의료체계 안에서는 쓰이지 않는 특별한 진단법이다.

신체적 접촉이 없는 상태에서 정신능력과 기공, 손가락 발가락의 굴곡 패턴으로 환자의 상태를 진단한다.

본제 진단법은 고대로부터 전해진 '중관법'과 '기공법' '발성법' '뇌척수로 운동법' '체감각 일치법' 이 쓰인다.

본제 진단법을 통해서는 현재 발병한 질병의 원인을 알 수 있고 그 증상에 대한 치료방법을 제시받을 수 있으며 향후 발생할 질병들에 대해서도 예상 진단을 받을 수 있다.

본제 의학 연구소는 지난 30여 년 동안 본제 진단법을 활용해서 약 300여 종류의 각종 난치병에 대한 치료 매뉴얼을 개발했다.

각종 유전병과 뇌신경 질환에 대한 치료법에서부터 통증 치료, 해독, 세포재생 분야, 바이러스성 질환, 세균성 질환, 근골격계 질환에 대해서도 기존의 치료법과는 다른 새로운 방법의 치료법을 개발했다.

특히 암의 발생 원인과 전이 양태 그리고 치료법에 대해서는 획기적인 성과를 거두었다.

본제 진단법은 심진법, 기진법, 발성 진단법, 뇌척수로 진단법, 체감각 진단법으로 이루어져 있다.

1. 심진법

심진이란, 마음으로 일치해서 진단하는 방법이다.
심진을 위해 쓰이는 기법이 '중관법'이다.
이는 대승불교의 전통적인 수행법이다.
중관법은 아홉 단계의 체계로 이루어져 있다.
그중 두 번째 단계에 들어선 사람이 심진의 기법을 익힐 수 있다.
중관의 첫 번째 단계는 가슴 바탕의 한자리에 편안한 마음을 세우는 것이다.
심진을 통해 진단할 수 있는 영역은 의식과 감정, 그리고 몸의 상태이다.
의식의 경우는 눈, 귀, 코, 입, 몸, 머리의 상태를 진단할 수 있고 감정의 경우는 감정을 일으키는 원인처의 상태를 진단할 수 있다.
감정의 원인처는 혼성이다. 이는 장부 관계와 신경호르몬, 세포 간의 양자적 관계에 의해 생겨난다.
몸의 상태는 통증이나 경직감, 균형감 등을 현재 상태 그대로 진단한다.

* 심진의 방법

명치 위 1cm, 속으로 5cm 들어간 지점에 의지를 둔다. 이 자리가 중심 자리이다.

이 자리에서는 오장 육부의 상태가 드러난다.
중심을 편안하게 하고 진단의 대상을 떠올려 본다.
만약 진단의 대상이 목전에 있으면 그 모습을 그대로 중심으로 끌어들인다.
그런 다음 시전자의 중심과 대상의 중심을 일치 시킨다.
진단의 대상이 멀리 떨어져 있어도 심진이 가능하다.
그런 경우에는 대상의 이미지를 체화시키는 과정이 필요하다.
심진이 숙달된 사람은 대상에 대한 설명을 듣는 것만으로도 진단이 이루어진다.
하지만 초보자의 경우는 심상으로 체화시키는 과정이 필요하다.
사진이나 목소리를 근거로 해서 체화시킬 수도 있고 상황 설명 속에서 나름대로 이미지를 창출해서 체화시킬 수도 있다.
진단 대상의 이미지가 세워지면 이때부터는 중심에서 그리움을 일으킨다.
지극하게 서서히 그리움을 일으키면서 중심에서 드러나는 경상을 지켜본다.
중심을 통해 드러나는 장부의 경상은 열세 가지 종류가 있다.
그중 열두 가지는 장부가 안 좋을 때 드러나는 경상이고 나머지 한 가지는 장부의 상태가 안정되었을 때 드러나는 경상이다.

중심 자리에서 물결이 일렁이는 듯한 설렘이 일어나면 신장이 안 좋은 것이다.
매슥거림이 느껴지면 비장이 안 좋은 것이다.
누르는 듯한 압박감이 느껴지면서 통증이 있으면 심장이 안 좋은 것이다.
바늘로 찌르는 듯한 통증이 느껴지면 폐가 안 좋은 것이다.

불안감이 느껴지면 담이 안 좋은 것이다.
울렁거림이 느껴지면 간이 안 좋은 것이다.
답답함이 느껴지면 위가 안 좋은 것이다.
더부룩함이 느껴지면 소장이 안 좋은 것이다.
짜글거림과 더불어 조급함이 일어나면 대장이 안 좋은 것이다.
긴장감과 더불어서 불안정한 상태이면 방광이 안 좋은 것이다.
격정에 차있으면 심포가 안 좋은 것이다.
신경이 예민해지고 날카로우면 삼초가 안 좋은 것이다.
장부가 안정되면 중심이 편안함을 유지한다.

장부의 경상이 중심에서 드러날 때 대상이 갖고 있는 업식이나 몸의 통증들이 함께 수반되기도 한다.
이런 경우에 처해지면 대부분의 시전자들은 거부 의식을 일으킨다.
때로는 치유해 주고자 하는 의도를 내기도 한다.
두 가지 모두 삼가해야 할 일이다.
심진시 일치된 현상에 대해 거부 의식을 일으키면 중심이 훼손되면서 연결이 끊어진다. 그런 뒤에 일치되었던 증상이 고스란히 시전자의 몸에 남아 있게 된다.
이 과정에서 시전자는 내상을 입게 된다.
애틋함과 연민심에 치유하고자 하는 의도를 내었을 때도 마찬가지이다.
일치의 범위가 더 이상 확장되지 않고 멈추어 버린다. 이 경우에는 연결이 끊어지진 않는다. 다만 일치된 증상이 더욱 심화되면서 내상을 입게 된다.
심진의 기법을 배우고 익히는 것은 반드시 선지식의 지도를 따라야 한다.

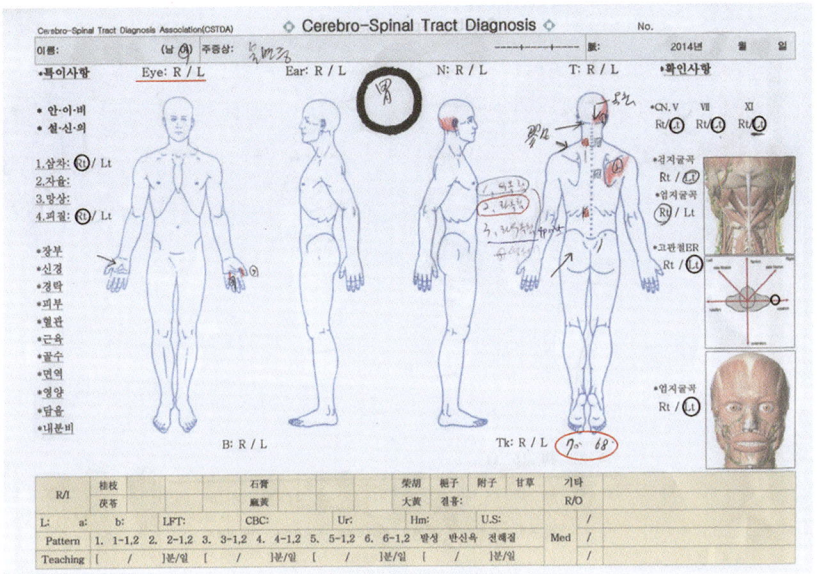

<심진 결과도>

2. 기진법

기진법은 '기'를 활용해서 진단하는 방법이다.
기진을 위해 쓰이는 기법이 '기공법'이다.
기진을 위해 수련하는 기공은 '토음 기공법'이다.
이 방법에 대해서는 명상 치료법에서 상세하게 다뤄진다.
기진을 하기 위해서 숙지해야 할 것이 '수장 기진도'이다.
수장 기진도란 몸 전체의 구조물이 손바닥의 감각 센서와 연결되어 있는 일종의 지도이다.

기진법에는 '원거리 기진법'과 '근거리 기진법'이 있다.
원거리 기진법은 멀리 있는 상대를 기운을 활용해서 진단하는 방법이다.
원거리 기진을 하기 위해서는 '수장 감기법'과 '체감각 일치법'을 익혀야 한다.
수장 감기법이란 손바닥으로 기운을 유도해서 손바닥의 체감각을 극대화하는 방법이다.
손바닥은 피질 감각이 극대화된 영역이다.
특히 피질의 미세 감각 기능이 손바닥의 지문에 집중되어 있다.
손바닥을 덮고 있는 지문은 대뇌피질에서 시작되는 피질척수로의 종지이며 신경 에너지가 운용되는 회로판이다.
또한 장부로부터 시작되는 경락의 말단이다.
일상에서도 손바닥에는 신경과 경락에서 제공되는 전자기 에너지가 다량으로 운용된다.
이런 조건을 갖고 있는 손바닥에 선천기가 집중되면 피질감각이 몸 밖으로 확장되면서 공능이 발휘된다.

척추의 명문에서 선천기를 끌어올려서 양손바닥에 집약시킨다.
후끈한 열기가 느껴지면 진단할 수 있는 준비가 된 것이다.

'체감각 일치법'이란 몸의 전체 감각을 활용해서 일치를 이루는 방법이다.
이를 시전하기 위해서는 '살갖 수행'을 익혀야 한다.
살갖 수행이란 피부의 피질 감각을 극대화하는 수련법이다.
불교 수행법 중 '신념처관'에서 유래한 수행법이다.

몸을 감싸고 있는 피부는 약 200개 영역으로 나누어져 있다.
각각의 영역들이 장부와 신경, 의식 경로와 감정 경로, 근육과 힘줄로 연결되어 있다.
살갖 수련을 하게 되면 피부와 연결된 해당 영역의 상태를 정확하게 인식한다.
예를 들어보면 다음과 같다.

눈썹 사이 미심부의 살갖 감각은 꼬리뼈의 말단과 연결되어 있다.
꼬리뼈 말단은 발뒤꿈치와 연결되어 있다.
발뒤꿈치는 방광과 연결되어 있다.
방광은 뇌하수체와 연결되어 있다.
뇌하수체는 각종 호르몬을 생성해서 세포 생리활동에 영향을 미친다.
뇌하수체는 삼차신경 안분지와 연결되어 있다.
삼차신경 안분지의 시발점이 미심이다.

살갗 수행을 하다보면 해당 살갗과 연결된 경로들을 인식하게 된다.
더불어서 각각의 연결점이 드러날 때 업식도 함께 발현된다.

꼬리뼈가 자극되면서 성욕이 생긴다.
발뒤꿈치가 자극되면서 두려움이 일어난다.
방광이 자극되면서 조급한 마음이 일어난다.
뇌하수체가 자극되면서 심장박동이 빨라진다.
소변이 마렵다.

살갗 수행이 숙달되면 피부감각을 통해 상대와 일치를 이룰 수 있게 된다.
살갗 수행법은 체감각 진단법에서 상세히 다뤄진다.

* 기진의 방법

원거리 기진

명문의 기운을 손바닥에 집중시키고 체감각을 활성화시킨 다음 진찰 대상에 대한 그리움을 일으킨다.
그런 다음 손바닥의 감각에 집중한다.
호흡은 자연 호흡으로 하되 천천히 하고 몸의 감각은 느슨하게 풀어 놓는다.
일치가 잘 안되면 지극하게 그리움의 강도를 높여준다.
손바닥에 자극감이 생기면 그 부위를 기록하고 다시 진단을 계속한다.
맨 처음 드러나는 증상은 표면적인 질병이다.
늦게 드러나는 증상이 깊은 병이다.
증상이 드러나는 순서를 놓고서 병의 진행과정을 알 수 있다.
체감각이 반응해서 일치되는 증상들도 함께 관찰한다.
특히 손바닥 반응점과 연동되는 시간대를 체크해서 병의 경로를 파악하는데 활용한다.

근거리 기진

근거리 기진법은 가까이 있는 상대를 진단하는 방법이다.
여기에는 수장 감기법이 쓰인다.

시전자와 대상자가 마주 보고 앉는다.
시전자는 명문의 선천기를 양 손바닥에 집약 시킨다.
후끈한 열기가 느껴지면 상대의 손바닥 위로 자신의 손바닥을 올려놓는다.
이때 상대의 손바닥과 적당한 거리를 유지해야 한다.
약 10 cm 정도 떨어뜨리면 적당하다.
천천히 느린 속도로 상대의 손바닥을 훑어 내린다.
손목 쪽에서 시작해서 손가락 쪽으로 이동해 오면서 시전자의 손바닥에 생겨나는 감각을 지켜본다.
따뜻한 느낌, 차가운 느낌, 찌르는 느낌, 뻑뻑한 느낌 등등의 다양한 느낌들이 시전자의 손바닥에서 생겨난다. 이때 체크해야 할 것이 있다.
상대 손바닥의 어느 부위를 지날 때 느낌이 생겨나는지를 살피는 것이다.
원거리 기진은 시전자의 손바닥이 기준이 돼서 진단을 하지만 근거리 기진은 상대의 손바닥이 기준이 돼서 진단을 한다.
손바닥의 기감으로 진단을 하는 것은 똑같지만 진단의 기준이 되는 것은 정 반대이다.
근거리 기진이 숙달되면 손가락 끝을 활용해서 진단을 할 수 있다.
그렇게 되면 바늘끝 만큼의 간격도 놓치지 않고 정확하게 진찰한다.
상대 손바닥에서 느껴지는 감각을 기진도에 표시한다. 이때 느낌의 경상도 함께 기록한다.
기진을 할 때 가장 중요한 것이 감각이 일어나는 부위를 체크하는 것과 감각의 경상을 정확하게 구분하는 것이다.
감각이 일어나는 부위는 질병이 생긴 부위이고 감각의 경상은 질병의 종류를 구분하는 척도가 된다.
때문에 기진을 하면서는 좀 더 풍부한 감각을 느끼는 것이 중요하다.

기진을 통해 진단할 수 있는 범위는 장부 상태와 근골격 상태, 경락의 상태이다.
심진법과 기진법은 함께 병용할 수 있는 진단법이다.
병용되었을 때에는 훨씬 더 정교한 진단이 이루어진다.

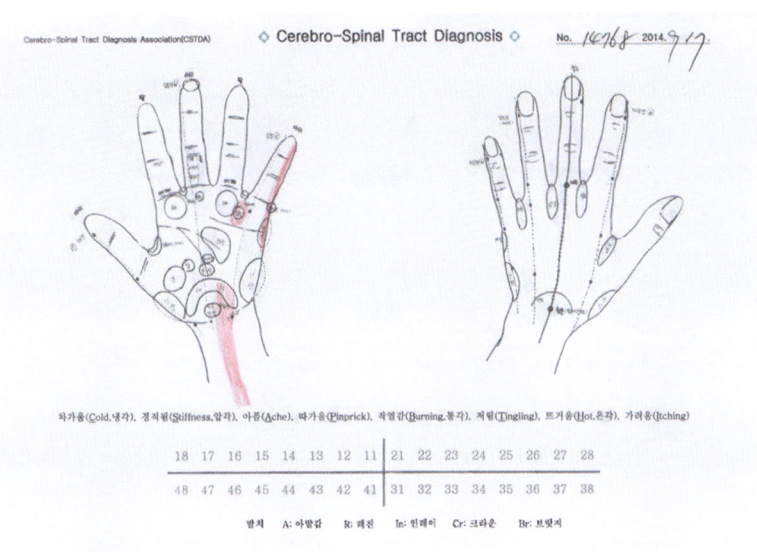

<수장 기진도>

3. 뇌척수로 진단법

뇌척수로 진단이란 손가락 발가락의 굴곡 각도를 근거로 해서 그와 연결된 뇌의 특정 영역을 진단하는 방법이다.
특히 삼차신경이 지배하는 뇌의 영역을 기점으로 그 주변 신경핵의 상태를 진단한다.
그 결과로 알 수 있는 것이 망상체 영역에서 분비되는 신경조절물질의 상태와 의식 경로의 상태, 장부와 자율신경 상태, 근골격의 상태, 말초신경과 혈관의 상태, 18가지 뇌척수로 경로의 상태 등이다.
인간의 뇌신경은 26세 전후까지 성장한다.
뇌의 영역 중 뇌척수액과 연접된 대부분의 영역들은 지속적인 재생이 일어난다.
하지만 피질과 삼차신경, 자율신경과 망상체의 균형이 정도 이상 훼손되면 뇌신경의 성장이 비정상적으로 이루어진다.
또한 재생되어야 할 뇌의 영역에서 재생이 일어나지 않는다.
그 결과로 다양한 질병이 생겨난다.
중풍, 치매, 파킨슨, 루게릭, 근이양, 근무력, 전신경화증, 류머티즘, 퇴행성 관절염, 당뇨, 혈압은 물론이고 각종 암까지 대부분의 질병들이 뇌의 불균형과 재생이 멈춰진 데서 시작된다.
뇌척수로 진단법은 오랜 연구 및 임상을 거쳐서 완성되었다.
각 손가락과 발가락 또는 관절의 움직임이 인체를 자극하는 경로를 파악하고 신체 각 부위와 뇌에 미치는 영향을 세부적으로 밝혀냈다.

나아가서 손가락과 발가락, 관절 운동을 통해 몸을 교정하고 치료하는 방법을 알게 되었다.
뇌척수로 진단법은 과도한 움직임을 통해 진단하지 않고 오로지 자신의 손가락과 발가락의 움직임만으로 검사한다.
때문에 검사가 진행되는 과정에 아무런 부작용이 없다.
오히려 검사를 받는 것만으로도 신경 조절 능력이 회복되어 관련 부위의 신체적, 심리적 활동이 좋아진다.

뇌척수로 진단을 통해 드러난 질병은 병의 종류에 상관없이 뇌척수로 운동을 통해 치료할 수 있다.
때로는 기계나 약이 병행되어야 하지만 당장 수술이 필요한 질병이 아니면 대부분 치료가 가능하다.
지난 7년간 수많은 환자들을 대상으로 (1만 명 이상) 뇌척수로 진단과 뇌척수로 운동을 통한 치료를 병행하였다.

뇌척수로 진단은 약식으로 하는 방법이 있고 정식으로 하는 방법이 있다.
약식으로 할 때는 손가락, 발가락의 굴곡 형태와 각도를 근거로 진단하고 정식으로 할 때는 각 동작마다 15분씩 자세를 고정시킨 다음 그 상태에서 일어나는 변화들을 근거로 진단한다.
약식이나 정식 모두 진단을 받는 기본자세는 똑같다.

뇌척수로 진단을 하기 위해서는 몸을 좌우, 상하, 앞뒤 영역으로 구분한다.
그중 상하로 구분되는 영역이 다섯 부위이다.

머리가 세 부위, 몸통이 두 부위로 구분된다.
머리부는 중뇌를 중심으로 위쪽 시상 대뇌부로 구분되고 아래쪽 교뇌, 연수, 경수부로 구분된다.
몸통부는 흉수부가 한 영역이 되고 요수와 천수부가 또 한 영역이 된다.

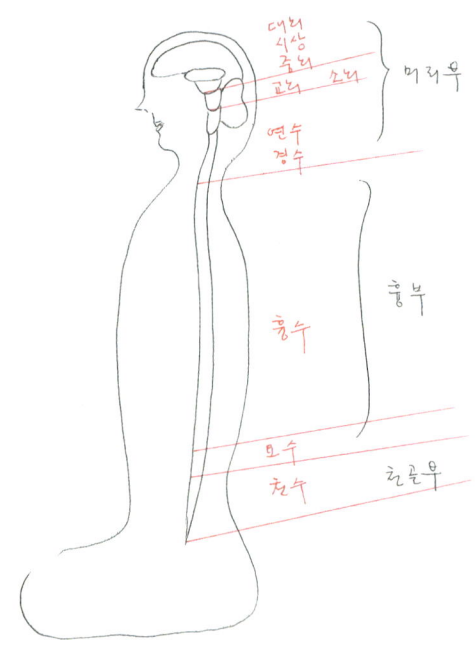

<뇌척수로 다섯 영역>

뇌척수로 진단을 통해서는 네 가지 신경 상태를 중점적으로 진단한다.

첫째가 삼차신경 상태이다.
둘째가 자율신경 상태이다.
셋째가 피질 상태이다.
넷째가 망상체 상태이다.

뇌척수로 진단의 기본자세는 여섯 가지이다.
첫째가 검지 억제하기이다.
둘째가 엄지 억제하기이다.
셋째가 3,4,5 지 억제하고 엄지 검지 펴기이다.
넷째가 엄지 검지 억제하고 3,4,5지 펴기이다.
다섯째가 다섯 손가락 억제하기이다.
여섯째가 엄지발가락 구부리고 발목 펴기이다.

손가락과 발가락은 말초신경의 확장을 통해 형성된 것이다.
특히 손가락의 경우는 삼차신경이 확장된 구조물이다.
다섯 손가락은 각각이 삼차신경에 해당되는 부위가 있고, 자율신경과 망상체, 피질 경로에 해당되는 부위가 있다.
또한 각 마디마다 몸의 다섯 영역과 대응되는 지점이 있다.
발가락도 마찬가지이다.
발목에서부터 발가락까지 몸의 다섯 영역에 해당되는 대응점이 있다.

* 뇌척수로 약식 검사

검지 억제하기 검사법

검지는 중뇌부에서 삼차신경 중뇌핵이며 동안신경핵이고 전정핵이다.
교뇌부에서는 삼차신경 주감각핵이다.
연수부에서는 미주신경핵이다.
경수와 흉수부에서는 목신경 3,4,5번이며 가로막신경이다.
요수와 천수부에서는 부교감신경이다.
시상부에서는 배쪽후내핵이다.
대뇌부에서는 청각 연합령에 해당하고 피질 경로에서는 측두엽 피질이다.
얼굴 부위에서는 삼차신경 안분지이고 하악신경이다.
이빨은 송곳니에 해당된다.
장부로는 대장에 해당된다.
검지의 체감각 지배력은 등판 전체 면적보다 넓다. 그런 만큼 체감각과 연관된 영역에서 절대적인 기능을 한다.

검지 검사를 통해서는 연관된 해당 부위에 대한 상태를 정확하게 진단한다.

그림과 같이 검지를 구부린다.
손가락의 굴곡 각도를 체크한다.
첫째 마디 굴곡이 잘 안되는지 둘째 마디 굴곡이 잘 안되는지를 세심하게 살펴본다.

검지를 구부릴 때 다른 손가락이 어떤 상태를 하고 있는지 체크한다.
작은 변화라도 세심하게 체크한다.
양손의 상태를 비교한다.
같은 손가락의 모양을 서로 비교해 본다.
사진의 상태를 놓고 진단해 보자.
붉은색 글씨는 진단에 대한 해석이다.

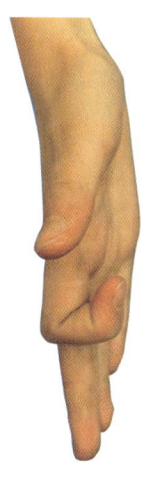
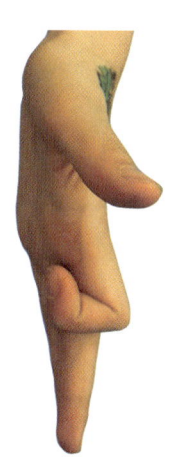

오른쪽 검지는 첫째 마디, 둘째 마디가 잘 구부려져 있다.
하지만 검지 굴곡시에 3지가 둘째 마디까지 구부러진다.

- 부교감 항진시 피질 경로 교뇌까지 수축된다.
  시상 내섬유막 수축. 시각적 특이 증상 나타날 수 있다.

3지는 피질 경로이다.
3지 첫째 마디가 대뇌 피질에서부터 중뇌까지이다.
둘째 마디는 교뇌까지이고 셋째 마디가 연수까지이다.
3지를 따라서 수직으로 내려오는 손등 라인은 척수 영역이고 손목 바로 위쪽이 꼬리뼈에 해당된다.

엄지는 검지 쪽으로 딸려 와 있다.

- 부교감 항진시 시각 경로 수축된다.
  엄지는 중뇌에서 적핵에 해당된다.
  중뇌에서 엄지와 검지는 동안신경으로 연결되어 있다.
  검지를 굴곡시키면 부교감신경이 항진된다.
  검지를 굴곡시킬 때 엄지가 딸려 오면 부교감 항진 시에 적핵이 동안신경핵 쪽으로 딸려 오는 것이다. 이 과정에서 시각 경로가 수축된다.

검지 셋째 마디는 손등 쪽으로 제쳐져 있고 손목도 손등 쪽으로 제쳐져 있다.

- 연수부 뒤통수 쪽으로 제껴져 있고 미주신경 항진되어 있다.
  검지 셋째 마디는 연수부에 해당된다.
  이와 같은 경우는 오른쪽 연수부가 배 쪽은 돌출되어 있고 등 쪽은 접혀져서 제껴진 상태이다. 연하중추와 호흡중추에 문제가 생긴다.

왼손 검지는 첫째 마디 굴곡이 잘 안되고 둘째 마디도 굴곡이 잘 안된다.

- 검지 첫째 마디는 삼차신경 중뇌핵이다.
  첫째 마디 굴곡이 잘 안되는 것은 중뇌핵이 경직된 것이다.
  중뇌핵이 경직되면 중뇌 수도관이 좁아지고 엔도르핀 분비가 저하된다.
  부교감은 항진되어 있으며 아세틸콜린은 과다 분비된다.
  중뇌수도관은 3뇌실과 4뇌실을 연결하는 관이다.
  수도관이 좁아지면 뇌척수액의 흐름이 정체되고 생체 전기가 약해진다.
  검지 둘째 마디는 삼차신경 주감각핵이다.
  검지 둘째 마디 굴곡이 잘 안되는 것은 주감각핵이 경직된 것이다.
  주감각핵의 경직은 턱관절의 수축을 야기한다. 그 결과로 귀쪽 교감신경을 항진 시켜서 자율신경실조증이 생긴다.

엄지손가락은 검지 쪽으로 딸려 온 상태다.

- 왼쪽 시각 경로도 수축되어 있다.

왼쪽과 오른쪽 모양이 많은 차이가 난다.

- 전정 균형이 심하게 훼손되어 있다.
  목, 어깨, 허리, 골반까지 틀어져 있다.
  양쪽 눈 원시
  안압 높아져 있고 녹내장 생길 수 있다.

왼쪽 귀 이명 생길 수 있다.
통증에 민감하고 기쁨이 없다.
우울증. 세로토닌 결핍.
전반적으로 체온이 떨어져 있고 감정 조절이 잘 안된다.
심장 안 좋다. 면역력 떨어져 있다.
위장 안 좋고 자주 체할 수 있다.
천골 냉증으로 인해 자궁 안좋다.
왼쪽 횡격막이 폐 쪽으로 올라와 있고 호흡량 부족하다.
비장이 비대해져 있는 상태.
삼차신경 안분지 수축.
비염 증상 있고 방광 폐 안 좋다.
뇌하수체 호르몬 분비 체계 이상.
왼쪽 갑상선 기능저하.

여기까지가 검지 억제 진단을 통해 드러난 증상을 대략적으로 정리한 것이다.
살펴보았듯이 검지 하나만을 가지고도 방대한 영역을 진단할 수 있다.

엄지 억제하기 검사법

엄지 손가락은 중뇌부에서는 적핵이다.
교뇌부에서는 삼차신경 운동핵이다.
연수부에서는 하올리브핵이다.
경수부에서는 교감신경이다.

흉수부에서는 가슴신경이다.
요수부에서는 고관절신경이다.
천수부에서는 교감신경이다.
시상부에서는 배쪽후외핵이다.
대뇌부에서는 시각연합령이다.
피질부에서는 시각피질이다.
안면부에서는 상악신경이다.
두부체감각계에서는 어금니에 해당된다.
장부로는 폐에 해당된다.
자율신경에서는 교감신경이다.
뇌척수로 경로로는 상지적핵 경로이다.
동안신경과 연계되면 시개척수로가 된다.

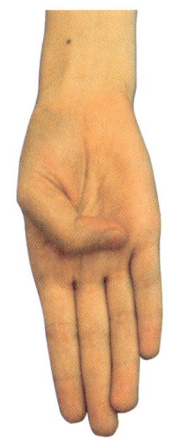
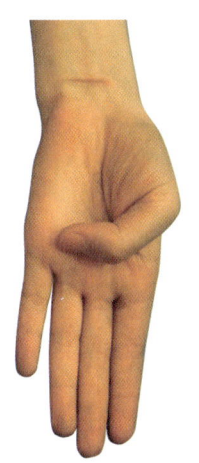

그림과 같이 자세를 취한다.
그런 다음 손가락의 모양을 살펴본다.
엄지손가락의 굴곡 각도를 확인한다.
엄지손가락이 새끼손가락 라인 끝까지 오면 정상이다.
그림에는 4지 라인까지 와 있다.

- 교감신경 항진력 떨어져 있다.
  중뇌적핵 수축되어 있다.
  심장 안 좋다.
  허리 안 좋다.
  고관절 경직되어 있다.
  폐 수축되어 있다.
  간 기능 떨어져 있다.
  턱관절 수축되어 있다.
  힘줄 근골격 약해져 있다.

다른 손가락 모양을 체크해 본다.
그림에는 왼쪽 새끼손가락 끝이 4지와 약간 떨어져 있다.

- 왼 부신경 교감 항진 시 수축된다.
  왼 어깨 경직되어 있다.

좌우 손가락 모양을 비교해 본다.
엄지손가락 모양은 차이가 없다.
새끼손가락 모양은 약간 차이 난다.

- 새끼손가락은 부신경이다.
  부신경은 자율신경 조율 기능을 한다.
  왼쪽 자율신경 조절 기능 떨어져 있다.
  왼 승모근 경직. 목빗근 경직.
  왼 부신 아드레날린 분비 기능 저하(이 부분은 검지와 연계되었을 때 나타나는 증상이다. 왼 가로막신경 수축되어 있는 상태에서 승모근까지 경직되어 있으면 부신이 수축되면서 호르몬 분비가 잘 안된다. 이런 상태가 지속되면 체온이 떨어지면서 냉증을 갖게 된다. 이 사람의 경우는 부교감도 과도 항진되어 있고 심장도 안 좋고 갑상선 기능도 저하되어 있기 때문에 여름에도 점퍼를 입어야 할 정도로 체온이 떨어져 있을 것이다.
  유방과 자궁질환이 생길 수 있다.

엄지 검지 억제하고 3,4,5지 펴고 검사법

엄지 검지를 동시에 억제하는 것은 자율신경 간에 작용하는 길항성을 보기 위해서다.
더불어서 엄지와 검지가 해당되는 다른 부위의 상태도 살펴본다.
엄지 검지를 억제하면 자율신경이 최대치로 항진된다.
그런 상태에서 다른 부위에 기능이 어떻게 반응하는지를 살펴본다.

엄지 검지 각각의 굴곡 상태를 체크한다.

엄지는 양쪽 모두 첫째 마디가 굴곡이 잘 안된다.

- 적핵 경직되어 있고 교감신경 항진력 떨어져 있다.
  시각피질 수축되어 있다.

검지도 양쪽 모두 첫째 마디, 둘째마디 굴곡이 안된다.

- 부교감신경 과도하게 항진되어 있다.
  자율신경이 함께 항진되면 부교감 항진력이 더 커진다.
  검지 억제만 했을 때와 비교해 보면 엄지 검지를 같이 억제 했을 때 검지굴곡이 더 안 되기 때문이다.
  왼 삼차신경 중뇌핵 탄력 저하되어 있다.
  양쪽 모두 삼차신경 주감각핵 경직되어 있다.

엄지 검지의 간격을 체크한다.
오른쪽 엄지 검지 간격 약간 좁아져 있고 왼쪽 간격은 많이 좁아져 있다.

- 턱관절 수축 왼쪽이 더 심하다.
  자율신경 항진 시 적핵, 중뇌핵 간격 더 좁아진다.

엄지 검지 굴곡시 다른 손가락의 상태를 살펴본다.
오른쪽 3지가 둘째 마디 까지 구부려져 있다.

- 적핵과 중뇌핵이 당겨질 때 피질 경로가 수축되는 상태이다.
  이 상태에서 손떨림이 일어나고 운동제어가 안 되면 파킨슨이 생긴 것이다.
적핵이 당겨질 때 피질이 수축되면 상간에 끼여있던 흑질 영역이 함께 수축된다.
흑질이 수축되면 도파민 분비가 저하되면서 파킨슨 증상이 나타난다.
파킨슨이 생겨나는 여섯 가지 원인 중 한 가지가 이것이다.
자율신경 항진 시 피질 경로 수축이 교뇌까지 이어진다.
이 상태로 인해 경수부가 수축되고 목과 허리가 틀어지게 된다.

좌우 상태를 비교 한다.
목과 허리는 오른쪽으로 수축되어 있고 턱관절은 왼쪽으로 수축되어 있다.

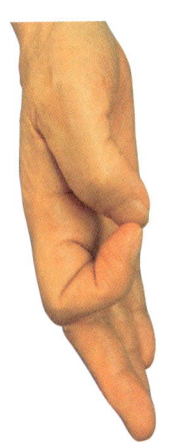 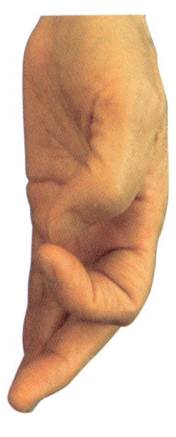

엄지 검지를 동시에 굴곡 시켰을 때에는 엄지 검지에 해당되는 모든 부위가 수축되고 항진된다. 이때에는 어느 한쪽 손가락만을 굴곡 시켰을 때 나타나지 않았던 증상들이 적나라하게 나타난다.

중뇌부에서는 적핵과 중뇌핵이 당겨지면서 드러나는 증상이 있고 그 상간에 끼여 있는 다른 신경핵들의 반응이 나타난다.

- 중뇌부에서 적핵과 중뇌핵 사이에 끼어있는 신경핵들이 동안신경핵과 회색질 영역 그리고 척수핵경로 섬유띠이다.
  적핵에서 배 쪽으로 피질 경로가 주행하는데 그 또한 영향을 받는다. 적핵과 피질 사이에는 흑질이 끼여있다.
  중뇌부의 수축이 과도하게 이루어지면 파킨슨병이 생긴다.

교뇌부에서는 삼차신경 운동핵과 주감각핵의 관계가 증상으로 드러나고 교뇌와 소뇌간의 관계가 드러난다. 특히 중소뇌각과 상소뇌각, 하소뇌각의 상태가 드러난다.

- 왼쪽 삼차신경 운동핵과 주감각핵 사이 당겨져 있다.
  턱관절 수축되는 원인이 되고 이빨 교합이 틀어지는 원인이 된다. 왼 중소뇌각 수축되어 있다.

연수부에서는 미주신경과 하올리브핵의 관계와 적핵 경로와의 관계가 드러난다.

- 미주신경 과도하게 항진되어 있고 적핵 경로 수축되어 있다. 언어중추와 연하중추에 문제가 있다. 위장기능 안 좋고

흉부 수축되어 있다.
호흡이 짧고 항상 체기가 있다.

경수부에서는 미주신경과 교감신경의 관계가 드러나고 전정 기능과 적핵 기능의 관계가 드러난다.

- 미주신경 항진 시에 교감신경이 길항적 작용을 하지 못한다. 좌우 전정 기능 깨어져 있고 적핵 기능 약해져 있다.

흉수부에서는 가슴신경과 가로막신경의 관계가 드러난다.

- 양쪽 가로막신경 수축되어 있고 자율신경 항진시에 수축범위가 더 커진다. 왼쪽이 더 수축되어 있다.
가슴신경 수축되어 있다. 혈관 상태도 수축되어 있고 동맥경화증 생길 수 있다. 폐 수축.

요수부와 천수부에서는 자율신경의 상태가 드러나고 천골과 고관절의 상태가 드러난다.

- 천골 부교감신경 과도하게 항진되어 있고 교감신경기능 저하되어 있다.
성선신경총 시냅스 기능 떨어지고 자궁상태 안 좋다.
천골 냉증. 고관절 경직. 무릎, 발목 관절염 증상.

시상부에서는 배쪽후내핵과 배쪽후외핵의 관계가 드러난다.

- 체감각 과민. 통증억제물질 분비가 잘 안된다.
  만성통증 증후군. 자율신경 실조증.

시상하부에서는 뇌하수체와 송과체의 상태가 드러난다.

- 뇌하수체 호르몬 분비 이상. 멜라토닌 분비 저하. 세로토닌 분비 저하. 불면증. 우울증.

대뇌변연계에서는 해마체와 편도체의 상태가 드러난다.

- 기쁨이 없고 슬픔이 많다. 건망증.

피질에서는 측두엽 피질과 시각 피질의 관계가 드러난다.

- 청각기능. 시각기능 떨어져 있다.

얼굴부에서는 턱관절의 상태가 드러나고 이빨의 교합상태가 드러난다.

- 턱관절 좌우 불균형. 왼쪽이 더 수축되어 있다.
  오른쪽 어금니. 송곳니 이빨 교합 떠 있다.
  췌장선 호르몬 분비 이상. 당뇨병

엄지 검지 억제 시에 위와 같은 증상을 포괄적으로 관찰하려면 동작을 지속시키는 시간이 15분 이상이 되어야 한다. 증상을 관찰할 때는 시작 시간과 종료 시간을 기록하고 증상이 나타난 시간대를 정확하게 기록한다.

사진상으로 나타난 모양은 충분한 시간을 갖지 못한 상태에서 촬영한 것이기 때문에 전체적인 부분을 들여다보지 못한다.
우선 드러난 관점만 살펴보았다.
엄지 검지 억제시에 드러나는 자율신경의 상태는 심각하게 훼손되어 있다.

엄지 검지 펴고 3.4.5지 억제하기 검사법

엄지 검지를 펴는 것은 시개척수로의 상태를 보기 위해서다.
엄지 검지를 곧게 펴주면 해당 부위의 신경들이 최대한 이완된다.
3.4.5지를 억제하는 것은 안면신경의 상태를 보기 위한 것이다.
3.4.5지가 억제되면 연수부가 조여지고 교뇌부와 중뇌부가 풀어진다.

3지는 피질 경로이다.

4지는 삼차신경 척수핵 경로이다.
삼차신경 척수핵은 연수에 위치한다.
연수에서 시작된 척수핵 경로는 교감신경 뿌리를 타고 주행해서 천골신경과 시냅스 한다.
척수핵의 기능은 머리 쪽 미주신경과 천골 쪽 부교감신경을 연결하는 것이다.

척수핵 기능이 약해지면 천골쪽 부교감 기능이 제어가 안 되고 성선신경총의 상태를 머리 쪽에 전달해 주지 못한다. 그 결과로 천골부 전반에 다양한 질병이 생겨난다.

5지는 부신경이다.

3.4.5지가 독립적으로 작용할 때는 이와 같은 기능이 있고 연합해서 작용할 때는 머리부와 흉부, 천골부에 해당하는 별도의 부위가 있다.
머리부에서는 연수영역에 해당된다. 흉부에서는 횡격막 아래쪽 가슴신경에 해당된다. 천골부에서는 천골과 다리 쪽의 피질 경로에 해당한다.

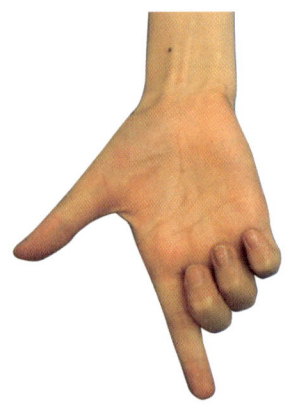 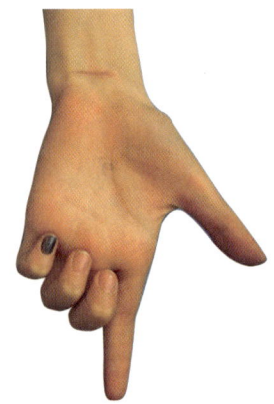

엄지 검지 간에 벌어진 각도를 체크한다.
90도면 정상이고 90가 안 나오면 비정상이다.
3.4.5지 굴곡 상태를 체크한다.
세 손가락이 가지런하게 손바닥에 붙었으면 정상이고 떨어져 있으면 비정상이다.
세 손가락 중 손바닥에서 떨어진 손가락을 체크한다.
좌우 손모양을 비교한다.

엄지 검지 간격이 심각하게 좁아져 있다.

- 양쪽 시각 경로 수축이 심하다.
  상지 적핵 경로 힘 빠져 있다.
  중뇌부 적핵과 동안신경 간의 수축이 심각하게 진행되어 있다.
  부교감 과도 항진의 원인이 되고 심장 폐가 안 좋아지는 원인이 된다.
  안압 높아져 있고 녹내장 증상이 있다.

오른쪽이 더 좁고 전반적으로 힘이 빠져 있다.

- 오른쪽 적핵이 더 수축되어 있고 노르아드레날린 분비가 잘 안된다.

3.4.5지 굴곡은 잘 되어 있으나 왼쪽은 손바닥 쪽이 약간 어색하다. 손등이 굽어 있는 것이다. 이럴 경우 자세를 잡아 주면 3.4.5지가 손바닥에서 뜨게 된다.

- 왼쪽 안면신경 경직되어 있다.
  안면신경은 뇌혈관의 수축 팽창에 대한 센서 기능을 한다.
  손목 동맥과 연접되어 있으면서 동맥의 박동을 감지하는데 박동이 세지면 뇌혈관을 확장 시키고 박동이 약해지면 뇌혈관을 수축 시킨다.
  안면신경이 경직되어 있으면 이와 같은 기능을 하지 못한다. 이런 상태에서 혈압이 갑자기 올라가면 뇌출혈이 생긴다.
  왼쪽 뇌혈관 수축되어 있다.
  중풍 위험성이 있다.
  혈압 조절이 안 되면 중풍이 온다.
  현재는 혈압이 낮은 상태이나 왼쪽 귀 이명이 심해지면 혈압이 올라가면서 중풍이 온다. 심장 치료 시 참고해야 할 사항이다.
  심장 치료 보다 턱관절 치료를 먼저 해서 중풍을 예방해야 한다.

다섯 손가락 억제하기 검사법

다섯 손가락을 한꺼번에 억제하는 것은 피질 상태를 검사하기 위해서다.
다섯 손가락을 한꺼번에 억제하면 망상체 영역이 전체적으로 수축하고 흉부는 조여들며 고관절과 천골이 최대치로 당겨진다.

검사 시에 중점적으로 관찰해야 할 부분이 각 손가락의 굴곡 상태이다.

다섯 손가락 전체가 손바닥에 잘 닿아 있는지를 관찰한다.
엄지와 검지 간의 거리를 체크한다.
손바닥에서 떠 있는 손가락이 있으면 그 상태를 상세하게 기록한다.
얼만큼 떠있는지 몇 번째 마디 굴곡이 잘 안되었는지를 세심하게 기록한다.
다섯 손가락 억제 시 엄지 검지의 상태는 피질과 자율신경 간의 관계를 볼 수 있는 근거가 된다. 또한 피질과 망상체의 관계, 피질과 시각 경로의 관계, 피질과 가슴신경 가로막신경과의 관계, 피질과 천골신경 고관절신경과의 관계를 볼 수 있는 근거가 된다.

다섯 손가락 억제 시 3지의 상태는 피질이 억제 체계가 되었을 때 피질 경로 전반의 상태를 볼 수 있는 근거가 된다. 피질이 억제되면 가바 분비가 촉진된다. 가바 분비 시에 피질의 반응 상태는 파킨슨병을 진단하는 하나의 근거가 된다. 파킨슨은 도파민 분비 저하로만 생기는 것이 아니다. 가바 과다 분비, 아세틸콜린 과다 분비, 노르아드레날린 분비 저하로도 생긴다.
뇌척수로 검사를 통해 파킨슨의 원인을 정확하게 찾을 수 있고 치료 방향을 제시받을 수 있다.
다섯 손가락 억제 시 4지의 상태는 삼차신경 척수핵 경로와 피질 경로의 관계를 알 수 있는 근거가 된다.
척수핵과 피질 기능이 호환이 안 되면 척추에 근골격 상태가 틀어지는 원인이 된다.
삼차신경 척수핵 경로는 어금니에서 생성하는 생체 전기를 받아들여서 주행 경로상에 연접한 신경들에게 생체 전기를 공급하는 역할을 한다. 특히 피질이 수축되었을 때 이완 시켜주는 기능을 척수핵이 하는데 서로 간에 호환성이 떨어지면 이 기능이 작동하지 못한다. 결과로 생겨나는 질환들이 척추협착증, 측만증, 디스크, 관절염 등이다.
참고로 어금니의 생체 전기 생성 기능이 떨어질 때 사랑니가 돋아난다.
사랑니는 쓸모없는 이빨이 아니다. 절대로 빼면 안 된다.

다섯 손가락 억제 시 5지의 상태는 피질과 부신경의 관계를 볼 수 있는 근거가 된다
부신경의 주된 기능은 자율신경 조율이다. 더불어 승모근에 가해지는 압력 상태와 목빗근의 회전 정도에 반응해서 아드레날린 분비에 영향을 미친다.
피질 수축으로 목과 어깨가 경직되면 부신경이 수축되면서 자율신경 조절력이 떨어진다. 그 결과로 생겨나는 다양한 질병들이 있다.
자율신경 실조증, 오십견, 불면증, 고혈압, 저혈압 등이 대표적인 질병이다.

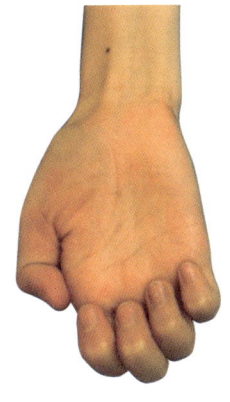 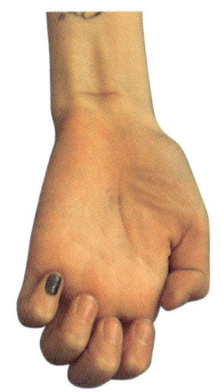

각 손가락의 굴곡 상태를 살펴본다.
오른쪽 3지 위쪽으로 약간 솟아 있다.

- 피질 수축시 오른 피질 경로가 좀 더 수축되면서 나타나는 증상이다.
  3지 손가락 관절염 증상이 있다.
  자율신경 항진 시와 비교해 보면 좋은 편이다. 그나마 피질 미세 감각 부분은 건강한 상태다.

왼쪽 검지 약간 떠 있다.

- 피질 수축 시 왼쪽 중뇌핵 경직이 더 심해지고 미주신경도 더 항진된다.

엄지 검지 간격 적당한 거리 유지한다.

- 피질운동으로 턱관절 교정하고 자율신경 간의 길항성을 회복시킨다.
흉부 천골부 상태도 함께 교정된다.

나머지 손가락 상태는 괜찮다.

엄지발가락 검사법

엄지발가락은 하지 적핵 경로이다.
중뇌부에서는 적핵의 상하 상태를 판단하는 근거가 되고 교뇌부에서는 소뇌와 연결 상태를 보는 근거가 된다.
2.3.4.5지 발가락은 하지 피질 경로 이다.
발가락 검사를 통해서는 하지 쪽으로 주행하는 뇌척수로 상태를 전반적으로 들여다볼 수 있다. 특히 전정척수로와 적핵 피질척수로의 관계를 세밀하게 살펴볼 수 있다.

대뇌피질 영역에서 엄지 발가락은 두정부 피질 바로 아래쪽에 위치한다.
피질 영역에서는 성선신경총과 연접해 있다.

발가락의 굴곡 상태를 체크한다.
엄지발가락 굴곡 상태를 관찰한다.
나머지 2.3.4.5지의 상태를 한 묶음으로 관찰한다.
2.3.4.5지의 상태를 개별적으로 관찰한다.

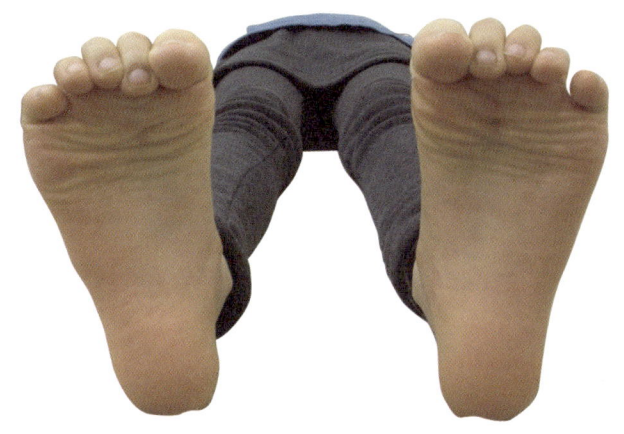

양쪽 발가락 상태를 비교한다.
발가락을 구부린 상태에서 발목을 쭉 뻗도록 한다.
그런 다음 발목 각도를 체크한다.
180도로 수평을 유지하면 정상이다.

- 만약 180도가 나오지 않으면 중뇌적핵이 상하로 수축된 것이다.
  이런 경우에는 목뼈 협착이나 목 디스크가 생길 수 있다.
  척추 쪽에도 같은 증상이 생길 수 있다.

엄지 발가락 굴곡 상태는 정상이다.

- 하지 적핵은 건강하다.
  엄지발가락은 간과 비장이다. 엄지발가락의 좌,우로 간과 비장의 경락이 흐른다.
  엄지발가락의 굴곡 상태를 놓고 간과 비장의 상태를 알 수 있다.
  힘줄과 근육의 상태도 알 수 있고 소화기계통과 면역 상태도 알 수 있다

검지 발가락이 엄지발가락 위로 올라타 있다.

- 검지 발가락은 위장이다. 위장의 활동이 왕성해서 간과 비장의 상태를 억압한다.
  위산과다. 만성위염 위궤양이 생길 수 있다.

오른쪽 4지 굴곡 완전하지 않고 왼쪽 4지 굴곡 안 된다.

- 발가락 3지는 폐에 해당하고 4지는 방광에 해당된다.
  방광기능 안 좋다. 천골 부교감신경 지나치게 항진돼서 방광이 수축된 상태이다.
  왼쪽이 더 수축되어 있다.

양쪽 5지 굴곡 모두 안 된다.

- 발가락 5지는 심장이다. 심장 상태 안 좋다.

양쪽 다 혈압 떨어져 있다.

* 여기까지 한 사람의 사진을 근거로 약식 진단을 해 보았다. 약식 진단이지만 방대한 영역의 상태가 적나라하게 드러났다. 위의 자료를 근거로 삼차신경, 자율신경, 피질경로의 상태를 정리해보고 망상체의 형태를 파악해 보자.
그런 다음 치료 설계를 해보자.

* 삼차신경
삼차신경의 상태는 검지, 엄지, 4지의 굴곡 형태로 파악한다.
검지 첫째 마디는 삼차신경 중뇌핵의 상태이다.
오른쪽 중뇌핵은 약간 경직되어 있다.
왼쪽은 경직이 지나치게 이루어져서 탄력이 소실되었다.
중뇌부 등 쪽 수도관 영역은 좌우 불균형이다.

교뇌부는 삼차신경 주감각핵과 운동핵이 자리하고 있는 영역이다.
주감각핵의 상태는 검지 둘째 마디 굴곡 상태로 파악하고 운동핵의 상태는 엄지 둘째 마디 굴곡 상태로 파악한다.
양쪽 모두 주감각핵 경직되어 있다.
운동핵도 경직되어 있다.
교뇌부 좌우 수축형이다.
연수부는 삼차신경 척수핵이 자리하고 있는 영역이다.
4지 상태로 척수핵의 상태를 파악한다.
4지 상태는 정상적이다. 하지만 연수 등 쪽이 전반적으로 휘어져 있기 때문에 척수핵도 그 영향을 받는다. 미주신경이 과도하게 항진되어 있고 피질 경로가 수축되어 있어서 척수핵 경로가 고립된 상태이다. 척수핵 기능이 약해져 있다.

* 자율신경
시상부에서부터 자율신경 균형이 깨어져 있다.
중뇌부 시각 경로 수축되며 부교감 과도 항진되어 있다.
연수부 부신경 수축으로 자율신경 조절력 상실되어 있다.
경수부 가로막신경과 미주신경 불균형으로 교감 항진력 떨어지고
흉수부 가슴신경과 미주신경 불균형으로 교감 항진력 떨어져 있다.
천골부 부교감 과도 항진.
전반적인 자율신경 실조증.
원인은 동안신경 수축과 부신경 수축이다.

*피질 경로
피질 경로는 적핵 경로와 의식 경로를 포괄한다.
오른쪽 피질 경로 대뇌 피질부터 수축돼서 어깨까지 이어진다.
오른 시각피질 수축. 왼 청각 경로 수축. 언어 경로 피질 적핵 수축.
중뇌 적핵 수축. 천골부 피질 감각 둔화되어 있다.
허리 피질 경로 척수핵 경로와 동떨어져 있다.
허리부 피질 수축되어 있다.

*망상체 구조
망상체 구조를 판단하는 것은 여덟 개의 삼차신경 신경핵을 근거로 한다. 삼차신경 신경핵은 망상체의 네 부위에 좌우로 분포되어 있다.
중뇌핵 적핵과 피질의 관계로써 중뇌 상부의 상태를 판단한다.

- 양쪽 다 경직되어 있으나 왼쪽 수축이 심하다.
  왼 앞뒤 수축. 오른 앞뒤 수축.

운동핵과 주감각핵의 관계로써 교뇌의 상태를 판단한다.

- 교뇌부 좌우 수축.

미주신경과 척수핵 부신경의 관계로써 연수의 상태를 판단한다.

- 오른 연수 등 쪽, 배 쪽으로 함몰되어 있고 배 쪽은 부풀어 있다. 좌우 모두 상하 수축되어 있다.

* 치료의 설계

치료 설계는 망상체 구조를 정상적으로 복구시키는 것을 목표로 한다.
뇌척수로 운동요법이 기본적으로 쓰이고 도드리요법과 발성요법, 식이요법 등이 쓰인다. 상황에 따라서 양의학의 치료방법과 한의학의 치료 방법을 병용해서 쓸 수도 있다.

앞서 살펴보았듯이 망상체의 형태와 구조에 영향을 미치는 것이 삼차신경과 자율신경, 피질과 적핵 경로, 전정척수로와 시개척수로 등 망상체를 주행하는 모든 뇌척수로 경로이다. 때문에 망상체의 구조를 바로잡으려면 모든 척수로 경로를 교정해야 한다.
얼핏 보기에 '그것이 가능할까?' 라고 생각할 수도 있다.
하지만 그것이 가능하다.
손가락 발가락 모양을 보고 망상체 구조를 들여다보았듯이 손가락 발가락의 교정을 통해 망상체 구조를 바로잡는다.
손가락 발가락이 교정되면서 뇌척수로가 교정되고 망상체가 교정된다.

망상체를 이루고 있는 세 영역에서 균형이 깨어지면 눈, 귀, 코, 입, 머리, 몸통의 균형이 깨어지고 장부 균형이 깨어지며 면역균형이 무너진다.
특히 세포 통신체계가 단절되면서 세포 간에 유전정보의 공유가 차단된다.
대부분의 질병이 여기에서 시작된다.
난치병일수록 그 원인이 망상체에 있다.

* 중뇌상부 교정은 검지 운동으로 한다.

양손의 검지 첫째 마디와 둘째 마디 굴곡이 똑같이 이루어지도록 자세를 잡아준다.
처음에는 잘 안되는 손가락을 기준으로 굴곡운동을 해주고 힘이 붙으면 잘 되는 쪽에 맞추어서 운동한다.

굴곡 운동 시 반드시 지켜야 할 것이 있다.
최대한 천천히 손가락을 움직이는 것이다. 천천히 움직일수록 교정이 빨라진다.
다른 손가락은 반듯하게 고정시키고 검지만 움직여야 한다.
이 운동으로 전정 기능이 회복되고 미주신경 항진이 해소되며 중뇌핵의 경직이 풀어진다. 그 밖에 검지에 해당되는 모든 영역에서 교정이 일어난다.

* 교뇌부 교정은 엄지 검지 운동으로 한다.

엄지 검지 운동 시에도 다른 손가락을 고정시키고 엄지 검지만 굴곡 시킨다.
굴곡 시 엄지 검지 간의 거리가 좁혀지지 않도록 한다.
이 운동으로 시각 경로가 교정되고 자율신경 간에 길항성이 복구된다.
턱관절이 교정되고 흉곽이 잡아지며 천골이 교정된다. 간 비장 간에 균형이 회복되면서 면역력이 회복된다. 그 밖에 엄지 검지가 동시에 자극될 때 반응하는 모든 부위가 교정된다.

* 연수부 교정은 엄지검지 구부리고 3.4.5지 운동하기와 엄지검지 펴고 3,4,5지 운동하기로 한다.

엄지 검지 구부리고 3.4.5지 운동하기는 교뇌와 중뇌부를 수축시킨 상태에서 연수부를 자극하는 방법이다.
자율신경을 항진시킨 상태에서 연수부를 자극하기 때문에 강력한 교정 효과가 있다. 그런 만큼 동작을 진행하면서 드러나는 반응들도 격렬하다.
숨이 차고 가슴이 답답해지며 구토가 일어나고 온몸이 두드려 맞은 것처럼 통증이 생긴다.
때로는 온몸에 떨림이 일어나서 제멋대로 움직이기도 한다.
그렇더 하더라도 운동을 중단하면 안 된다.
어느 한순간 고비를 넘게 되면 거짓말처럼 고요한 상태가 찾아온다.
위 검사자 같은 경우는 파킨슨증후군이다.
오른쪽 흑질이 수축되어 있고 피질 경로와 적핵 경로가 수축되어 있으며 동안신경이 수축되어 있기 때문이다.
도파민 분비 저하. 가바 과다 분비. 아세틸콜린 과다 분비. 노르아드레날린 분비 저하는 파킨슨을 일으키는 네 가지 원인이 중첩된 경우이다.
발목을 쭉 뻗었을 때 발목 각도가 180도가 안 나오면 적핵이 상하로 수축되어 있는 상태이고 이런 경우라면 파킨슨이 생길 수 있는 다섯 번째 인자를 갖고 있는 것이다. 삼차신경 척수핵 기능이 저하되어 있고 항 이뇨 호르몬 분비가 저하되어 있으면 여섯 번째 파킨슨 인자를 갖고 있는 것이다.
이분 같은 경우 파킨슨을 치료하려면 다섯 손가락 운동과 엄지발가락 운동을 병행해야 한다.
엄지 검지 펴고 3.4.5지 운동하기는 중뇌와 교뇌를 이완 시킨 상태에서 연수를 자극하는 동작이다. 엄지 검지 억제하고 운동하는 것보다는 훨씬 동작하기가 쉽다.
이 동작은 엄지 검지의 각도를 90도로 유지한 상태에서 해야 한다.

이 분 같은 경우는 시각 경로가 수축되어 있기 때문에 이 동작을 유지하기가 힘들다. 이런 경우에는 엄지 검지를 고정시킬 수 있는 보조 기구를 활용한다. 적당한 도구로 엄지 검지를 벌린 상태에서 고정시키고 3.4.5지 운동을 한다.
운동을 하다 보면 헛구역질이 나고 체기가 생긴다. 이런 증상이 나타나면 연수가 교정되고 있는 것이다. 잠시 불편하더라도 계속하면 증상이 사라진다.

* 피질과 적핵 경로 교정은 다섯 손가락 운동과 엄지발가락 운동으로 한다.

이 운동으로 피질 수축과 적핵 상하 수축을 교정한다.
이 검사자의 경우는 발목 운동이 제대로 안 될 것이다.
발목을 쭉 뻗을 때 180도를 만드는 것이 혼자 힘으로는 어렵기 때문이다.
그럴 때는 도움을 주어야 한다.
발목을 쭉 뻗을 때 옆에서 발목을 잡고 눌러줘야 한다.
이 동작이 쉽지가 않다. 운동을 하는 사람도 다리에서 쥐가 나서 고통스럽고 발목을 눌러 주는 사람도 엄청난 후유증을 앓게 된다.
일주일 동안 발목 교정을 도와주시던 분이 전신 통증으로 병원에 입원한 적도 있었다. 발목을 눌러 주다 보면 환자의 몸에서 표출되는 엄청난 냉기를 온몸으로 받아들이게 된다. 이 냉기는 에어컨 바람 보다 더 지독하다.
발가락 운동을 하는 환자의 발밑에 앉아 있으면 서늘하고 음습한 냉풍이 일어난다. 이 냉풍이 무거운 바람이다. 이 바람은 골수로 파고드는 힘이 대단하다. 그 바람을 맞으면 뼈마디가 쑤시고 아프다. 장시간 노출되면 중풍이 생긴다. 골수로 이 바람이 파고들어서 해소되지 않으면 그로 인해 다양한 질병이 야기된다. 백혈병이나 골수염 악성빈혈 등이 이런 경우에 생긴다.

발목 교정을 무리없이 하기 위해서는 발목 교정기가 개발되어야 한다.

발목 교정 시 발목을 눌러 주는 것은 반드시 건장한 남자가 해야 한다.

한 사람이 10분 이상 해서도 안 된다. 세 사람이 10분씩 교대로 하면 무리가 없다.

* 교정의 효율과 교정 시 환자의 고통을 줄이기 위해 도드리 요법이 병행된다.

이 분 같은 경우는 흉수 1,2,3번과 심장에 도드리 하나를 붙이고 경수 4번과 요수 2번에 도드리 하나를 붙인다. 발목 교정이 더디게 진행되면 양쪽 발목에 위아래로 하나씩 붙여 준다. 도드리 요법과 발가락 운동을 병행했을 경우에 파킨슨이 치료되는 것은 3개월이 넘지 않는다.

<뇌척수로 정식 검사>

검지 억제하기 (10분) <1회>

검지를 구부려서 억제시킨 다음 일어나는 현상을 기록한다. 양쪽 어금니는 닿도록 한다.

Ⅰ 처음 손가락 모양

Ⅱ 검사 중간에 변화되는 모양

Ⅲ 검사 후반 변화되는 모양

시간	증 상
3:08	시작
	검지 첫째 마디가 전혀 구부러지지 않고 쭉 뻗어 있다. - 삼차신경 중뇌핵 경직되어 있다. 미주신경 항진. 천골 부교감신경 과도 항진. 가로막 신경 수축. 체감각 과민. 엔도르핀 저하.
	백회 자극. 콧속 자극. 특히 오른쪽 콧속이 더 자극이 된다.

	- 두부체감각 과민. 삼차신경 안분지 수축. 비염 증상.
	왼쪽 콧속 자극. 양쪽 어깨 경직. - 부교감 항진 시 부신경 수축.
	왼쪽이 밑으로 내려가고 오른쪽이 위로 올라가있는 느낌이 든다. - 전정 기능 회복되고 있다.
	콧속 간질 계속. 왼쪽 코밑 가려움. 오른쪽 콧속 자극 - 맵고 간지럽다. - 비염이 오래돼서 만성화되어 있다. 매운 느낌은 폐에서 올라오는 것이다. 폐 수축되어 있다. 비장 기능 저하되어 있다.
	아랫배 자궁 부위 냉기. - 천골부 부교감 과도 항진되면서 자궁, 방광 안 좋은 상태. 방광 수축되어 있고 자궁 냉해져 있다. 방광 수축이 비염의 원인이다.
	왼 콧구멍 밑 가려움. - 방광이 자극되면서 냉기가 머리 쪽으로 올라오면서 생기는 증상. 방광의 냉기는 방광경을 타고 미심으로 올라온다. 이 냉기가 삼차신경 안분지를 수축시키면서 비염을 유발한다.
	오른쪽 엄지발가락 시작 뿌리 부위 밑으로 뼈 부위 아픔 - 삼차신경 중뇌핵이 당겨지면서 적핵이 딸려올 때

	나타나는 증상. 이런 경우는 엄지손가락이 검지 쪽으로 딸려온다.
	오른 갈비뼈 정중앙 부위 아픔. - 가로막신경이 수축되어 있어서 횡격막에서 오는 통증이다. 심장 압박되어 있다.
	왼쪽 코밑 가려움 계속
	오른쪽 발목 위로 가려움 - 오른 중뇌 적핵 자극되면서 나타나는 증상.
	왼쪽 눈 부르르 떨림. 왼쪽 코밑 가려움 계속. 왼쪽 눈 부르르 - 삼차신경 안분지 자극.
	양쪽 갈비뼈 부위 압박감 - 엄지손가락이 딸려오면서 가슴신경이 수축된다. 시각경로 수축이 더 심해지면서 나타나는 증상.
	처음 시작 시 어깨 자극 왔던 것이 풀리고 있는 듯한 느낌. - 목신경 3,4,5번 늘어나면서 부신경 수축되었던 것이 풀어진다.
	오른 엄지발가락뼈 뿌리 밑부분으로 아픈 것 계속
	오른쪽 콧속에서부터 약간 왼쪽으로 사선으로 머리 위쪽으로 올라가는 느낌 - 왼쪽 삼차신경 안분지와 후각신경이 수축되어 있다. 전정 기능이 회복되면서 드러나는 현상.

왼 콧속 간질
양쪽 다 팔꿈치 아픔 - 목신경 수축되고 어깨 경직되어 있던 것이 팔꿈치 엘보 증상으로 나타난 것.
콧속 가려움
양쪽 두 검지 구부린 둘째 마디 부위 계속 아픔 - 삼차신경 주감각핵 수축된 상태가 손가락에서 나타나는 것. 관절염 증상.
왼쪽 새끼손가락 밑 뽈록 튀어나온 뼈 부위 긴장, 아픔. 오른쪽도 마찬가지. - 부신경 수축되어 있는 상태가 드러나는 것. 심장과 흉부에서 빠져나오는 냉기가 새끼손가락에서 막혀 있다. 왼 고관절 상태 안 좋다.
백회 자극. - 성선신경총 자극되면서 두정부 피질이 반응하는 것.
어깨 경직은 계속해서 풀리는 느낌.
오른 콧속 간지러움
오른 엉치뼈 방광경 지나가는 자리 아픔 - 방광과 자궁에서 빠져나오는 냉기 때문에 생기는 증상.
오른손 새끼 손가락 아픔 - 오른 부신경 수축으로 인해 생긴 통증.

	양손 다 새끼손가락이 떨어져 있다. - 부교감 항진 시 양쪽 부신경 모두 수축된다.
	왼손 엄지손가락 첫째 마디 이하 뼈 아픔. - 중뇌적핵, 삼차신경, 중뇌핵 쪽으로 딸려오면서 생기는 통증. 부교감 항진 지속 시 시각 경로 과도하게 수축된다.
	오른손 새끼손가락 둘째 마디 뼈 아픔. - 심장과 흉부에서 빠져나오는 냉기가 새끼손가락으로 빠져나가는 것. 왼쪽 무릎관절도 안 좋다.
	오른 팔꿈치 아픔 냉기 빠져나감 - 어깨 경직과 목신경 수축이 해소되고 있다.
	왼쪽 어깨뼈 앞쪽으로 평소 냉기 나가던 곳 냉기 나감. - 치료되면서 나타나는 증상.
	자궁에서 왼쪽 부위로, 왼쪽 서혜부 쪽으로 차가운 냉기 내려가는 느낌. - 자궁과 방광의 냉기 빠져나가면서 치료되고 있다. 천골 부교감신경 교정되고 있는 것.
	왼쪽 어깨 아픔 - 부신경 경직 풀어지고 있다.
	오른 무릎 안쪽으로 아픔 - 신장 자궁에서 빠져나오는 냉기가 무릎 부위에 걸려 있어서 생기는 증상.

	오른쪽 엄지손가락 둘째 마디 통증과 같은 원인이다. 치료되지 않으면 적핵 경로 수축으로 인한 관절염 생길 수 있다.
	왼쪽 발목 안쪽 가려움 - 자궁 냉기 빠져나가는 것. 발바닥 용천으로 빠져나간다.
	오른손 검지 첫째 마디 아픔 - 삼차신경 중뇌핵이 경직되어 있어서 나타나는 증상. 아드레날린 분비가 잘 안되고 아세틸콜린은 과다 분비되며 엔도르핀 분비는 저하되어 있다.
	오른손 검지와 중지 사이 아픔 - 중뇌핵 수축이 지속되고 동안신경 부교감 체계 항진되면 중뇌 피질 경로가 수축 된다. 부교감 항진 지속되면 목 겨드랑이 부위 임파 항진된다.
	오른쪽 눈썹 옆으로 간질, 뭔가 흐르는 느낌 - 혈압이 올라가면서 삼차신경 안분지도 풀어지고 있다.
	뒷덜미 목 쪽 아픔 - 목뼈 수축된 상태가 드러나는 것.
	오른손 검지 첫째 마디 아픔 - 엔도르핀 저하로 인해 통증억제가 잘 안된다. 중뇌 회색질 영역 좁아져 있다.
	여전히 양손 다 검지가 완전히 구부러지지 않고 있

	음, 여전히 양손 다 5지만 바깥으로 벌어져 있음 - 부교감 항진 시 부신경 수축되는 상태가 손가락에서 나타나는 증상. 검지 첫째 마디 굴곡은 장시간 검지운동을 해야 교정된다.
	왼 콧구멍 밑 가려움
	오른쪽 아래쪽 대장 부위 아픔 - 하행결장 상태 안 좋고 변비 있을 수 있다. 천골 냉증으로 인해 생긴 증상.
	오른쪽 귀속 자극 - 혈압이 올라가면서 청각 경로도 자극되는 것.
	미심 쪽에 강한 자극. 마치 미심 속에서 회오리바람 돌고 있는 것 같은 느낌. - 교감신경이 항진되면서 방광에서 미심으로 올라온 냉기가 해소되면서 나타나는 증상. 계속하면 비염증상이 치료된다.
	떨어지던 5지를 붙임. - 검사하는 중간에 손가락 모양을 잡아주고 그 이후에 일어나는 증상을 관찰한다.
	오른손 엄지손가락 밑 팔목 시작하는 부위의 볼록 튀어나온 뼈 부위 아픔 - 오른쪽 고관절 상태가 나타나는 것. 자궁, 방광에서 빠져나가는 냉기가 고관절을 경직 시킨다. 삼차신경 운동핵 경직. 삼차신경 상악신경 수축.

	오른 콧구멍 가려움
	얼굴 코 밑 부위 가렵고 왼쪽 목 가려움 - 피부쪽 임파액 비중 높아져 있고 피부 알레르기 있다. 체감각 과민해져 있다.
	오른 콧 속 자극
	양쪽 새끼손가락을 붙였는데 붙이고 있기가 매우 힘들다. - 부신경 교정도 시간이 걸린다. 엄지 검지 억제하고 3,4,5지 운동하기로 교정한다.
	뒷덜미 중앙 부위 아픔 - 목신경 3.4.5번이 지속적으로 당겨지면서 목뼈 수축된 부위에서 생기는 통증. 거북 목 형태를 하고 있다.
	중지 끝 부위 자극 - 두정부 피질 자극되면서 생기는 증상.

검지 억제하기 (5분)   <2회>

검지를 구부려서 억제시킨 다음 일어나는 현상을 기록한다.

Ⅰ 처음 손가락 모양

Ⅱ 검사 중간에 변화되는 모양

Ⅲ 검사 후반 변화되는 모양

1. 눈과 귀의 상태를 관찰한다.
(중뇌 상구와 하구의 상태를 판단하기 위한 질문이다. 검지 끝은 시각 경로와도 연결되고 청각 경로와도 연결된다.)

❖ 눈에서 먼저 자극이 오는 경우
눈이 먼저 자극이 오고 눈이 뻑뻑하다. 압박감이 있다.
– 눈에 먼저 자극이 오는 것은 시각 경로가 훼손된 것이다.

❖ 귀에서 먼저 자극이 오는 경우
귀는 그냥 안쪽에 미세한 압박감, 자극.
– 청각 경로도 훼손되어 있다.

2. 심장 박동을 관찰한다.
(자율신경 전환시간을 보기 위한 질문이다. 2분 안팎으로 전환이 일어나면 정상이다)

❖ 심장박동이 언제부터 빨라지기 시작하는지 시간을 말씀하세요. 심장박동이 빨라지는 것이 느껴지지 않는 것도 체크합니다.

윗니 맨 앞니 오른쪽 갑자기 차가움. 오른쪽 콧 속 자극.
- 송곳니와 연결된 삼차신경 자극되면서 나타나는 증상. 이 증상은 혈압이 올라가서 생기는 증상이다.

❖ 심장박동이 다시 느려지는 시간을 말씀하세요.

심장박동은 변화 없음.
- 가슴신경 센서 기능 저하되어 있다. 유방질환 생길 수 있고 혈관 질환 생길 수 있다.

오른발 안쪽 옆라인 뼈 중간부위 아픔.
- 혈압이 올라가고 신장이 압박 받으면서 생기는 증상.

❖ 심장박동이 변화를 일으킬 때 그 사이에 일어나는 상태를 말씀하세요.
- 가슴이 답답한가? (중앙, 좌, 우)

가슴이 중앙은 괜찮은데 왼쪽 오른쪽 다 자극이 있고 아픔
- 가슴신경 수축되어 있다.

- 옆구리 안쪽이 아픈가?

오른쪽 팔꿈치 자극.

- 목 쪽에서 오는 자극이 있는가?
- 어깨가 아픈가? 또는 무거운가?

어깨 양쪽 다 무겁다.

- 등 아래쪽 신장 부위가 뻐근하거나 아픈가?

왼쪽 신장 부위 뻐근, 그게 왼 비장부위까지 자극
- 혈압 올라가면서 신장 자극되는 것.

- 허리 쪽에 압박감이 있는가? 또는 통증이 있는가?
- 꼬리뼈에 자극이 있는가? 또는 통증이 있는가?

왼 꼬리뼈가 자극이 있으면서 그게 더 밑으로 내려가면서 위로 올라가는 느낌.
- 교감신경 항진되면 천골 냉증 해소된다.
- 허벅지 안쪽에 자극이 있는가? 또는 통증이 있는가?
- 무릎 쪽에 자극이 있는가? 또는 통증이 있는가?

양쪽 무릎에 자극, 냉기가 빠져나간다.
- 천골 신경 치료되면서 나타나는 증상. 신장 자궁 방광 치료되고 있다.

꼬리뼈, 미심, 옥침 동시에 자극이 딱딱 느껴지는데 미심과 옥침은 아프다.
- 방광 치료되면서 나타나는 증상

꼬리뼈는 덜 아프다. 그런데 왼쪽 엉치뼈가 더 밑으로 내려가면서 뭔가 커다랗게 빙글빙글 멀어지는, 그리면서 도는 느낌.
- 천골신경 치료되면서 냉기가 빠져나가는 증상

오른 엄지손가락 밑으로 뼈 많이 아픔.
- 적핵 수축되면서 고관절 수축된다.
- 발바닥 쪽에 자극이 있는가? 또는 통증이 있는가?

3. 미심(눈썹 가운데)에서부터 관자놀이까지의 상태를 관찰한다.
(삼차신경 안분지의 상태를 보기 위한 질문이다.)

❖ 눈썹 옆에서 옆머리를 거쳐 뒤통수까지의 상태를 관찰한다. 특히 통증의 유무를 관찰한다

(안분지와 시각피질 연결 상태를 파악하기 위한 질문. 우울증, 세로토닌 분비 상태를 알 수 있다.)

엄지 억제하기 (10분)   <1회>

엄지손가락 끝이 새끼손가락 밑까지 오도록 끌어당겨 억제시킨 후 다음의 상태를 관찰하고 기록합니다.

Ⅰ 처음 손가락 모양
(현재 진행 중인 질병 상태를 보기 위한 관찰)
   양쪽 다 새끼손가락이 넷째 손가락과 약간 겹쳐진 듯
   - 교감 항진되면 부신경이 잡아진다.

Ⅱ 검사 중간에 변화되는 모양 **(자율신경이 항진되었을 때 생길 수 있는 질병을 알아보기 위한 질문)**

Ⅲ 검사 후반 변화되는 모양 **(자율신경 전환이 일어난 후 다시 항진되었을 때 나타나는 증상을 살펴보기 위한 질문)**

시간	
3:23	시작
	왼 새끼손가락 밑까지 가는데 훨씬 더 구부려야 하는 느낌이 든다. - 교감 항진력 떨어진다. 심장, 허리 안 좋다. 고관절 경직. 폐 수축. 간 기능 저하로 힘줄 약해져 있다.
	억지로 새끼손가락 밑에 힘을 주려 하니 양쪽 검지손가락이 부르르 떨린다. 특히 왼쪽이 더 심하다. - 적핵을 당겨주면 중뇌핵이 딸려온다. 시각 경로 수축되어 있다.

	검지와 중지 사이가 떨어져 있다. 억지로 붙이려고 노력한다. - 중뇌핵이 적핵 쪽으로 딸려오면서 피질, 중뇌핵 간에 상호 보완성 떨어진다.
	3지와 4지 사이도 떨어져 있다. 억지로 붙이려고 노력한다. - 교감 항진 시에 피질, 척수핵 간에 호환이 안 된다.
	오른발 발등 왼쪽으로 가려움 - 교감 항진되면서 하체 혈액순환 원활해진다.
	왼쪽 얼굴 입 옆으로 가려움 - 머리 쪽 혈압 올라가고 안면신경 센서 기능이 작용한다.
	양쪽 배 있는데 가장 밑 부위, 양쪽 장 부위 가장 밑 쪽으로 좌우 자극, 아픔. - 교감 항진되면서 대장, 자궁, 방광 안 좋은 자리 나타나는 것. 난소 쪽 안 좋다.
	양 어깨 아픔 - 엄지 당겨지면서 목신경 6, 7번 수축되고 부신경 수축되면서 생기는 증상. 목신경은 검지 영역과 엄지 영역이 모두 수축되어 있다.
	오른발 엄지발가락 밑으로 볼록 튀어나온 부위 아픔, 그 밑으로 옆으로 뼈 부위도 아픔. - 비장 자극되면서 냉기가 빠져나오는 것.
	왼 목덜미 아픔

	- 목 뼈 상태 드러나는 것
	엄지 구부리고 있는 뿌리 부위 매우 아픔 - 통증 억제물질 분비가 부족하고 적핵 경직되어 있어서 나타나는 증상.
	2, 3지는 붙어 있는데 3지부터 5지까지는 각각 떨어져 있다. 붙이기 매우 힘들다. 힘 많이 줘야 한다. - 교감 항진 시에 피질, 척수핵, 부신경 분리된다. 근 골격이 상당히 약해져 있다. 허리 어깨 안 좋고 천골부 교감신경 약해져 있다.
2분	숨이 차다. - 흉부가 수축되어 있는 상태에서 심장박동 빨라지면서 나타나는 증상.
	양쪽 갈비뼈 위 부위 아픔 - 가슴신경 2.3번 수축되어 있어서 나타나는 증상. 시개척수로 수축.
	엄지손가락 뿌리 부위 너무 아프다. - 적핵 경직
	왼 두정부 자극. 왼쪽 귀 부위도 같이 자극. 뭔가 그 두 개가 왔다 갔다 삐죽삐죽 서는 느낌, 두정부와 귀가 삐죽삐죽 Y 자 모양으로 서는 느낌. 왔다 갔다. - 두정부피질과 측두엽 피질이 함께 자극된다. 검지와 3지가 당겨지면서 나타나는 증상이다.
	오른 엄지 꼬리 부위 너무 아픔. - 엄지손가락 통증이 손가락 끝으로 빠져나가는 것.

		오른 새끼손가락 끝 손바닥 쪽 뼈 부위 아픔. - 심장 쪽 흉부 상태가 손바닥에서 나타나는 것.
3분		가슴이 조급해짐 - 심장박동 빨라져 있다.
		양쪽 서혜부 냉기 - 자궁. 신장 쪽 치료되면서 나타나는 증상.
		엄지손가락 뿌리 부위가 너무 아프다. - 통증 억제물질 분비 아직도 안 되고 있다.
		중지로 자극 저르르. - 피질 경로 자극 두정부 상태가 드러나는 것.
		새끼손가락 밑 뼈부위 아픔 - 심장 냉기 계속 빠져나온다.
		왼 뒷덜미 계속 아픔 - 경추 상태
		오른 콧구멍 간지러움
		오른 엄지손가락 뿌리 부위 너무 아픔 - 시간이 지날수록 통증 더 심해진다. 회색질 수축이 더 심해져서 엔도르핀 분비가 더 줄어들었다.
		좌측 갈비뼈 끝 부위 아픔 - 가슴신경 수축 지속되면서 나타나는 증상. 비장 냉기가 빠져나오면서 생기는 증상이다.

4분	오른 엄지손가락 뿌리 부위 너무 아픔. 왼발 정강이 부위 무릎에서 발목 가운데쯤에서 왼쪽으로 가려움. - 힘을 쓰면서 간이 자극된다.	
	목 가려움. 턱 밑으로 목 겹쳐지는 부위 가려움. - 체감각 과민. 피부 알레르기.	
	미심 자극. - 검지 당겨지면서 안분지 자극되고 방광 순화된다.	
	오른손 엄지손가락 끝 뿌리부위 계속 너무 아픔 - 중뇌 회색질 치료받아야 한다.	
	왼 발 발가락에서 냉기 나가고 있음 - 상지 적핵 경로 항진 시 하지 적핵 경로 함께 작동하면서 치료되고 있다.	
	왼 눈 눈썹위 중앙부위 가려움 - 안분지 자극	
	오른 두정부의 측두엽 사이로 가려움 - 피질 경로 자극	
5분	목 겹쳐지는 부위 가려움 - 알레르기 증상	
	오른 서혜부 냉기 - 신장, 자궁 치료되고 있는 것.	
	오른 측두엽 가려움	

		오른 새끼손가락 밑 뼈 부위 아픔, 거기서 오른 팔꿈치까지 시림. 시리고 당김. - 심장 경락으로 심장의 냉기 빠져나오면서 생기는 증상.
	6분	손가락들 다시 붙이려고 노력. 숨이 차다. - 가슴신경 수축이 심하다.
		오른 엄지 뿌리부위 너무 아픔
		무릎에서부터 무릎 위쪽 허벅지 부위가 쫘악 냉기 나감 - 신장 경락, 간 경락, 비장 경락을 통해 냉기 빠져나가고 자궁 치료되면서 나타나는 증상.
		검지 쭉 밑으로 손목부위 아픔 - 중뇌핵이 적핵 쪽으로 딸려오고 목신경 3.4.5번 수축 되면서 생기는 증상.
		오른 콧속 자극 매운듯한 자극 - 폐 수축되면서 폐에서 올라오는 냄새.
		왼 발 새끼발가락 밑으로 한참 내려와서 발가락 밑으로 바깥쪽 가려움 - 심장에서 빠져나오는 냉기.
		오른발 엄지발가락 쭉 밑으로 바깥쪽 라인 중간 부분 가려움 - 비장 순화되고 있다.
	7분	오른 엄지손가락 시작되는 부위 무척 아픔

	배 아까 장부위라고 했던 곳 같은데 가장 밑 부위 양쪽 다 냉기, 시려움 - 난소, 자궁 부위. 천골 교감신경 항진되면서 치료되고 있다.
	오른 엄지손가락 뿌리 부위 너무 아픔
	10분이 아직 멀었나 싶은 생각이 든다.
	왼쪽 머리 측두 두정 다 저릿. 오른쪽은 그에 비하면 측두엽쪽으로 저릿 - 검지 3지 영역 피질 자극
8분	양쪽 어깨 너무 아픔 - 목신경 5.6.7번 상태가 부신경을 수축시켜서 나타나는 증상.
	양쪽 아까 대장 끝 부위 같다는 곳, 냉기.
	오른 무릎 가려움.
	목 가려웠던 부위 계속 가려움
	콧속 자극.
	오른 엄지 뿌리 너무 아픔. 죽을 것 같다.
	왼쪽 코 가려움.
9분	오른 검지 뿌리 너무 아픔. - 중뇌핵이 적핵 쪽으로 당겨지면서 나타나는 증상

	검지 떨리는 것은 처음에만 떨렸고 몇 분 지나고 부터는 떨리는 것 멈춤. - 처음 떨림은 적핵쪽으로 딸려 오면서 일어나는 것이고 딸려 온 다음에는 떨림이 사라진 것이다.
	그러나 여전히 3지와 4지 사이 떨어져 있고 4지와 5지 사이도 떨어져 있다. 완전히 붙지 않는다. - 교감 항진 시 피질, 척수핵, 부신경 호환되지 않는다.
	양쪽 갈비뼈 시작 부위 냉기. - 교감 항진되면서 갈비뼈 냉기 해소된다.
	왼쪽 뒤통수 아프고 둥둥둥. - 혈압 올라가면서 뒤통수 떨림이 커지고 통증이 생기는 것

엄지 억제하기 (5분)   <2회>

엄지손가락 끝이 새끼손가락 밑까지 오도록 끌어당겨 억제시킨 후 다음의 상태를 관찰하고 기록합니다.

I 처음 손가락 모양

II 검사 중간에 변화되는 모양

III 검사 후반 변화되는 모양

1. 뒤통수 상태를 관찰합니다.
(망상체 상태를 파악하기 위해서 하는 질문)

❖ 뒤통수 상부

뻐근함
- 망상체 상부 수축이 심하다.

❖ 뒤통수 중부 :

왼쪽이 더 뻐근함
- 왼쪽 교뇌부 수축이 더 심하다.

❖ 뒤통수 하부 :

왼쪽이 더 뻐근함.
- 연수부도 왼쪽이 더 수축되어 있다.

오른 허벅지 바깥 부위 아픔. 계속 아픔.
- 간에서 빠져나가는 냉기로 인해 생기는 증상

2. 심장박동을 관찰합니다.
   ❖ 심장박동에 변화가 있는지, 빨라지거나 느려지는지 말씀해 주세요.

별로 변화 없고 약간 숨이 찬 상태. 하지만 견딜만 하고 숨이 차진 않다
 - 실제로는 심장박동이 빨라져 있는데 그것을 못 느끼는 것이다. 가슴신경 센서 기능이 저하되어 있다
대장 밑 부위 계속 냉기. 지금 숨이 좀 차다.
- 난소 치료되면서 냉기 빠져나가는 증상.
백회에서부터 뒤통수 전체가 멍한 상태. 멍하면서 압박감.
- 피질 수축이 두정부 피질에서부터 망상체 전체로 확장되어 있다. 엄지 억제하면 회색질이 당겨지면서 엔도르핀 분비가 촉진된다. 멍해지는 것은 엔도르핀 분비가 촉진되어서 생기는 증상이다.

3. 미심의 상태를 관찰하고 반응이 나타나는 부위를 말씀하세요. (삼차신경 안분지와 뇌하수체 상태를 진단하기 위한 질문)

미심보다 이마 왼쪽으로 아프다
- 왼쪽 삼차신경 안분지 수축되어 있다.

4. 귀 뒤쪽 측두엽에서 앞쪽 관자놀이로 이어지는 경로를 관찰하고 반응이 나타나는 부위를 말씀하십시오. (삼차신경 관자분지 상태, 턱관절 상태 보기 위한 질문)

왼쪽 두정부에서 머릿속까지 아프고 저르르
- 두정부 피질 수축되어 있고 시상 내섬유막까지 이어져 있다.

5. 등 쪽 흉추 1,2,3,4번 (목 아래 부위에서부터 양 어깨뼈 사이 척추 부위)의 상태를 관찰하고 반응이 나타나는 부위를 말씀하세요.

3번인지 4번인지 모르겠는데 톡 튀어나온 그 부위가 매우 아프다.
- 흉추 1.2.3번 수축되어 있다. 시개 척수로 수축.

6. 가슴신경(갈비뼈 안쪽 또는 갈비뼈 부위)의 상태를 관찰하고 반응이 나타나는 부위를 말씀하세요.

양 갈비뼈 시작 부위에 조임이 느껴지고 왼쪽 가슴 신경이 더 반응이 왔다
- 가슴신경 수축되어 있고 왼쪽이 더하다.

7. 양쪽 겨드랑이 밑에서 가슴 앞쪽으로 이어지는 경로를 관찰하고 반응이 나타나는 부위를 말씀하세요.

양쪽 다 겨드랑이 팔 쪽으로 자극. 오른 허벅지 계속 자극.

- 겨드랑이 임파 항진되어 있고 간 과부하 걸려 있다.

8. 목과 어깨의 상태를 느껴보고 반응이 나타나는 부위를 말씀하세요.

왼쪽 목이 더 아프고 어깨 계속 자극. 약간 뻐근한 느낌.
- 목뼈 왼쪽으로 기울어 있다.

9. 목뒤 정 중앙선에서 척추뼈를 타고 허리 쪽으로 내려가는 경로를 느껴보고 반응이 나타나는 부위를 말씀하세요.

목 시작되는 정 중앙 부위 아프다. 거기가 뭉쳐있는 느낌.
- 흉추 1번 자리
꼬리뼈보다 약간 위쪽에 은근한 느낌.
- 피질 수축이 천골까지 이어져 있다.
오른 눈썹위 머리 시작되는 부위 가려움.

10. 양쪽 고관절 (허벅지 윗부분 바깥쪽)의 상태를 느껴보고 반응이 나타나는 부위를 말씀하세요.

양 고관절 특히 왼 고관절이 많이 아픔. 엉치뼈 부위.
- 고관절 수축되어 있다. 왼쪽이 더 심하다.
갑자기 지금 손을 드니까 중심이 턱하고 막히는 느낌.
- 흉부 수축되어 있다.
팔을 내리고 있다 팔을 드니까 그런 것 같다.
오른쪽 귀 위 자극. 왼쪽 눈썹 위 머리 시작되는 부위 두정

엽 부위 자극
- 머리 쪽 혈압 올라가면서 나타나는 증상.
오른쪽 귀 위 자극. 아까 대장 부위 냉기 나오는 부위 계속 자극.

* 검지 억제 엄지 억제 검사결과 종합 소견

자율신경

부교감 과도하게 항진되어 있다.
교감 항진력 떨어진다.
피질, 척수핵, 부신경, 삼차신경, 자율신경 기능에 도움을 주지 못한다.
머리부 자율신경기능 동안신경 수축으로 부교감 지나치게 항진되어 있다.
연수부 미주신경 수축되어 있다.
흉부 교감신경 기능 약해져 있고 가슴신경 센서 기능 작동하지 못한다.
천골부 부교감 항진 지나치게 이루어져 있고 성선신경총이 제 역할을 하지 못한다.
비염, 알레르기로 인해 코 쪽 교감 기능 떨어져 있고 부신경 수축으로 자율신경 조절 기능 떨어져 있다.

자율신경 교정은 검지 운동하기와 엄지 운동하기,
엄지 검지 펴고 3.4.5지 운동하기,
3.4.5지 억제하고 엄지 검지 운동하기로 한다.

삼차신경

삼차신경 중뇌핵 경직. 삼차신경 운동핵 경직.
삼차신경 척수핵 경로 약해져 있다. 피질 부신경과 호환이 안된다. 안분지 수축. 상악신경 수축.

삼차신경 교정은 엄지 검지 운동하기와 엄지발가락 운동, 다섯 손가락 운동하기로 한다.

피질

두정부,피질, 측두엽,피질, 시각,피질 수축되어 있다.
부교감 항진이 피질 수축의 원인이다.
적핵기능 약해져 있다.
눈 경로, 미각 경로, 부교감 항진되어 있고 코 경로 교감항진력 떨어져 있고 귀 경로 과민해져 있다. 체감각도 과민 상태.

피질교정은 다섯 손가락 운동하기와 엄지발가락 운동하기로 한다.

망상체 상태

중뇌 상부 앞뒤 수축. 적핵 동안신경 라인 수축.
교뇌부 좌우 수축 약간 되어 있다.
연수부 미주신경핵 부위 수축되어 있고 부신경 부위 수축되어 있다.
망상체 교정은 삼차신경과 자율신경, 피질 교정을 하면서 함께 이루어진다.
나머지 검사를 진행하면서 보완할 점을 찾아보자.

엄지와 검지 곧게 펴고 3,4,5지 억제하기 (10분) <1회>

엄지와 검지를 곧게 펴고 중지, 무명지, 약지를 억제시킨 다음의 상태를 관찰하고 기록합니다.

I 처음 손가락 모양

II 검사 중간에 변화되는 모양

III 검사 후반 변화되는 모양

시간	증 상
	왼쪽 머리 시작되는 부위 가려움.
	3,4,5지 힘이 잘 들어가지 않는다. 3,4,5지 둘째마디 구부린 부위만 힘이 들어가고 첫째 마디는 힘이 들어가지 않아서 애써 힘을 주어야 한다. - 안면신경 경직. 연수부 좌우로 수축되어 있다.
	왼쪽 갈비뼈 윗부위 답답. - 가로막신경 펴주고 가슴신경 펴주면서 일시적으로 나타나는 증상.
	뒤통수 아픔. 특히 뒤통수 아래쪽 오른쪽이 아픔. - 연수부 수축되고 부신경 수축된 상태에서 나타나

	는 통증. 엔도르핀분비가 잘 안돼서 나타나는 통증.
	가슴 압박감 - 가슴신경 센서 기능이 회복되고 있다.
1분	오른손 엄지 밑 폐경 라인 시림 폐 수축이 해소되면서 냉기가 빠져나간다.
	왼손 손목 골반 튀어나온 부위 냉기, 그 냉기가 팔꿈치까지 계속 이어짐 - 심장에서 빠져나오는 냉기이다.
	흉부 압박감. 흉부 조이는 느낌. 답답하다. - 횡격막 아래를 조여준 상태인데 위쪽에서 압박감이 느껴지는 것은 가슴신경 센서 기능이 살아난 것이다. 본래 느껴야 하는 것을 지금에야 느끼는 것.
	콧속 자극. 특히 345지 중에서도 3지에 힘이 더 안 들어간다. - 피질 경로 수축이 3지 상태로 드러나는 것.
	꼬리뼈 윗부위 자극. - 천골부 부교감 항진 상태 조절되고 있다. 왼 어깨 앞쪽 아픔. 오른쪽도 아프지만 왼쪽이 더 아픔. - 가로막신경 이완되고 가슴신경 펴지면서 나타나는 증상.
2분	뒤통수 바닥에 닿은 부위 아픔. - 두부 체감각 과민. 천골부, 흉부, 두부 앞뒤 균형 깨어져 있다.

	특히 왼쪽이 더 아픔. 오른쪽은 그보다 약간 윗 부위가 머릿속 아픔. - 시각 피질 수축되었던 것이 펴지면서 나타나는 증상. 시각 경로 교정을 엄지 검지 펴기로 한다.
	한숨을 쉬게 됨. 숨 몰아쉬기. 콧속 자극. - 연수 수축되어 있고 흉부 수축되어 있어서 호흡량 부족하다.
	엄지손가락 밑 손목 부위 아픔. - 고관절 경직된 상태. 중뇌핵과 적핵간 수축된 상태 나타나는 것. 가슴 답답한 느낌. 가슴 압박감.
	왼쪽 어깨 중간부위 뒤쪽으로 아픔. - 부신경 수축 상태.
3분	머릿속 머리 쪽이 왼쪽보다 오른쪽이 더 부푸는 느낌. - 연수 억제되고 교뇌, 중뇌 이완되면서 나타나는 증상. 망상체 중부, 상부 오른쪽이 부풀어 있다.
	왼쪽 어깨 아픔. - 부신경 수축되면 어깨 통증이 더 커진다. 가슴 압박감, 조임. - 연수 수축상태가 가슴 조임으로 인식된다.
	숨이 차다. 답답하다.
	오른손 엄지 밑 손목 부위 아픔. - 적핵 고관절 상태.

4분		백회 자극. 왼쪽 뒤통수 아랫부위 아픔 - 두정부 피질 자극. 연수 경수상태.
		왼쪽 발목 뒤쪽으로 가려움. 왼쪽 발 부스럼 난 부위 가려움 (신장 라인) - 방광, 신장 자극
		오른 견갑골 밑 부위 아픔. - 부신경 수축
		왼 어깨 뒤쪽 자극, 아픔. - 부신경 수축.
		오른 어깨 앞쪽 부위 냉기 나가던 곳 아프고 냉기. 콧속 자극. 가렵기도 하고 맵기도 함. - 폐 수축이 풀어지면서 나타나는 증상.
		오른 콧구멍 막힌 느낌. 실제로 막힌 것 같다. - 방광 냉기 올라오고 폐 냉기 빠져나오면서 코 막힘 생긴다.
5분		왼 어깨 끝 부위 바깥쪽으로 아픔. 숨차다. - 폐에서 빠져나오는 냉기가 어깨를 경직시키고 부신경 수축되어 있기 때문에 생기는 통증.
		오른 발바닥 바깥쪽 라인 밑 부위 쪽으로 가렵고 - 담 수축되었던 것이 풀어지면서 나타나는 증상. 간 경직이 진행되면서 담도 함께 수축되었다.
		오른 허벅지 위 고관절 시작되려는 부위 가렵다. - 고관절 상태 개선되고 있다. 수축되었던 것 풀어

	지고 있다.
	왼 뒤통수 가렵다. 오른쪽 뒤통수는 저르르 하면서 뭔가 뚫리는 것도 같고? - 연수부 치료되고 있다.
6분	양쪽 갈비뼈 중간부위 아프고 자극. 가슴, 중심 답답. - 심장. 흉선. 미주신경 상태.
	중심 답답. - 심장 억제된 상태 드러나는 것.
	왼 어깨 바깥 부위 늘 냉기 나가던곳 아픔.
	오른 흉부 아래쪽 조이고 답답. 너무 조여 힘들다. - 3.4.5지 억제 상태가 드러나는 것. 횡격막 아래쪽 가슴신경 센서 기능도 살아났다.
	오른 검지 끝 아픔. 자극. - 중뇌핵, 동안신경핵 경직도 풀어지고 있다.
7분	목뒤 아픔. - 3.4.5지는 1.2.3번 목신경에 해당된다. 오른 윗입술 끝 부위 가려움. 졸리다. - 안면신경 수축 지속되고 엄지 검지 펴지니 엔도르핀 분비가 촉진된다.
	오른손 검지 끝 자극. - 시개척수로 늘어나면서 나타나는 증상. 오른 3지 끝 자극. - 안면신경 피질 경로 연계성 회복되고 있다.

	윗입술 오른쪽 가려움 여전.
	양쪽 눈 압박감. 눈알이 아픔. - 시개척수로 교정되면서 나타나는 증상.
	윗입술 오른쪽 가렵고, 오른쪽 3,4지 사이 가렵다. 오른쪽 안면신경 풀어지고 있다.
8분	흉부 중심 부위 너무 조이고 답답
	졸리다
	왼 어깨 앞쪽 늘 냉기 나오던 부위 아프고. 왼 뒤통수 밑 부위 아래쪽 부위 아프고.
	오른 코 중간부위 가렵고. 양손 4,5지 힘 안 들어가 있는 것 알아채고 애써 억지로 힘을 줌. - 연수 하부 탄력 떨어져 있고 척수핵, 부신경 함께 약해져 있다.
9분	왼쪽 팔꿈치 위쪽 안쪽 위쪽으로 많이 가려움 - 겨드랑이 임파 상태.
	오른 엄지손가락 자극.
	오른 엄지 밑 폐경 밑 라인 아프고 자극. 오른 손목 시작되는 손등 부위 아픔. - 적핵 경직과 허리 상태가 나타나는 것. 허리 약하다.
	오른 가슴 바깥쪽의 안쪽 아픔. 갑자기 진땀이 한번

획 났음.
- 유방 상태 안 좋다. 유방 결절 생겨 있다.

가슴 너무 답답. 양 발가락의 1,2,3 발가락까지 저리다.
- 고관절, 천골 쪽 교정되면서 발 쪽으로 냉기 빠져나간다.
4,5지 발가락은 상대적으로 덜 느껴짐.
오른손 엄지와 중지 발가락 자극 많이.
- 중뇌부, 연수부, 흉부, 천골부 상태가 나타나는 것.
왼발은 4,5지 풀어지는 느낌.
- 심장 기능 회복된다.
흉부 답답 많이.

엄지와 검지 곧게 펴고 3,4,5지 억제하기 (5분) <2회>

엄지와 검지를 곧게 펴고 중지, 무명지, 약지를 억제시킨 후 다음의 상태를 관찰하고 기록합니다.

I 처음 손가락 모양

II 검사 중간에 변화되는 모양

III 검사 후반 변화되는 모양

   1. 심장박동의 상태를 관찰합니다.
      - 언제 심장박동이 빨라지는가?

빠른 건 잘 모르겠고 가슴이 답답하다.
- 가슴신경 센서 기능 살려내야 한다.
양쪽 서혜부 냉기, 서혜부보다 약간 위쪽으로 치골뼈 냉기.
- 난소, 자궁, 방광에서 빠져나오는 냉기

      - 심장박동이 빨라지면서 통증이나 반응이 느껴지는 부위가 있는가?

심장 쪽 자극.

- 가슴 신경 센서 기능 작동하기 시작한다.
뭉툭한 아픔.
- 심장 상태 통증으로 나타나는 것.
왼쪽 겨드랑이 아픔.
- 겨드랑이 임파 항진되어 있는 상태. 양쪽 유방 모두 안좋다.
양 허벅지 풀리는 듯 저르르.
- 신장과 자궁 쪽 냉기 빠져나간 뒤에 나타나는 증상.

2. 어깨와 목 상태를 관찰하고 반응이 나타나는 부위를 말씀하세요.

왼쪽이 더 바닥에 닿은 느낌. 뒤통수와 목 쪽이.
- 왼쪽 뒤통수가 돌출되어 있다.
어깨는 늘 냉기 나가는 앞쪽에서 아프면서 냉기가 나가지만 풀어지는 느낌.
- 폐에서 빠져나가는 냉기
무릎에서부터 저르르 발가락 쪽으로 빠져나가는 느낌.
- 간, 비장 풀어지는 것.

3. 머릿속 뇌줄기(머리 가운데 중간부터 길게 아래쪽 부위)의 상태를 느껴보고 반응이 나타나는 부위를 말씀하세요.

머릿속 뒤통수 하부의 왼쪽이 더 아프다.
- 왼쪽 연수 경직. 부신경 수축. 목신경 전체적으로 수축
오른쪽보다 왼쪽이 더 많이 땅바닥에 붙어 있는 느낌.
팔꿈치 쪽으로 냉기 확 나가면서 약간 시원한 느낌.

- 목과 어깨의 경직이 해소되고 있다.

아랫배 양쪽으로 자극. 왼발 발꿈치 자극.
- 방광 치료되는 증상.

    4. 양쪽 옆구리 상태를 느껴봅니다.
- ❖ 신장 상태(등 약간 아래쪽)를 관찰하고 반응이 나타나는 부위를 말씀하세요.

왼쪽 신장이 더 무거운 느낌.
- 왼쪽 신장 혈압 높아지면 과부하가 걸린다.

    ❖ 간과 비장(옆구리 안쪽)의 상태를 느껴보고 반응이 나타나는 부위를 말씀하세요.

왼쪽 비장이 더 냉기가 많은 느낌.
- 비장과 신장에서 나오는 냉기.

왼 치골 쪽 냉기 많이 나가고 있다.
- 방광의 냉기이다.

오른쪽은 허벅지 바깥쪽 냉기.
- 담에서 빠져나오는 냉기이다.

양 갈비뼈 중간부위 자극, 압박감 많음.
- 심장 상태 나타나는 것.

    5. 배꼽주변의 소장의 상태를 느껴보고 반응이 나타나는 부위를 말씀하세요.

배꼽에서 좀 떨어진 바깥쪽으로 그 부위 냉기가 지금 많이 나가고 있다. 소장인지 소장보다 더 아래 있는 건지 난소인지 모르겠는데 냉기가 양쪽에서 많이 나가고 있다.
- 난소에서 빠져 나가는 냉기이다.
왼쪽은 조금 더 위 오른쪽은 조금 더 아래쪽에서 냉기가 많이 나가고 있다.
- 방광과 난소의 냉기이다.

6. 허리에서 하체 쪽으로 내려가는 경로를 느껴보고 반응이 나타나는 부위를 말씀하세요.

허리를 인식하자마자 비공이 간뇌 쪽으로 쭉 올라간다.
- 방광 경락 수축되는 현상.
오른쪽 허벅지 뒤쪽으로 가려움.
- 방광경 자극
간뇌와 꼬리뼈 동시에 자극. 간뇌 묵직. 옥침보다 약간 윗부위 묵직.
- 삼차신경 척수핵 경로 자극

7. 천골(허리 아래에서 꼬리뼈까지 엉치 부위)의 움직임을 느껴보고 반응이 나타나는 부위를 말씀하세요.

양쪽 어깨에서 냉기 나감.
- 어깨경직 해소되고 있다.
양쪽 손 뜨거워짐.
- 교감 항진되고 중뇌핵, 적핵 풀어지고 심장박동 빨라졌다.

자율신경이 정상적으로 작동한다. (자율신경 교정하는 방법이다)
양쪽 손 열기. 양쪽 새끼손가락과 심장 쪽 라인으로 열기 후끈. 오른 검지도 후끈.
- 심장도 치료되고 자율신경도 교정되었다. 시개 척수로 교정. (3.4.5지 억제하고 엄지 검지 펴기로 교정한다)

8. 어금니에서 송곳니까지 이빨의 상태를 느껴보고 반응이 나타나는 부위를 말씀하세요.

양쪽 어금니 아픔.
- 엄지 영역. 삼차신경 운동핵. 척수핵 경로.
윗 앞니 냉기. 시림.
- 검지 영역. 상악 신경 .두부체감각계 훼손되어 있다.
뇌하수체 호르몬 분비 체계 이상.
새끼손가락 밑으로 볼록 튀어나온 뼈 부위부터 팔꿈치까지 이어지는 라인 열감, 후끈.
- 심장 상태 개선되어서 생기는 증상.
양 어금니 위쪽 아픔.
- 삼차신경 운동핵. 상악신경 훼손 부위.
서혜부 위쪽 약간 안쪽으로 냉기.
- 난소에서 빠져나오는 냉기.
이마에 식은땀 한번 나고 시원한 바람 불면서 정신이 들었다.
- 엔도르핀 분비되었던 것 해소됨.
왼 어깨 아픔.- 목 상태는 아직도 교정이 되지 않았다.

다섯 손가락 억제하기 (10분) <1회>

다섯 손가락을 모두 끌어당겨 억제시킨 후 다음의 상태를 관찰하고 기록합니다.

I 처음 손가락 모양

II 검사 중간에 변화되는 모양

III 검사 후반 변화되는 모양

시간	증 상
	왼 뒤통수 하부 쪽 자극. 무겁다. - 다섯 손가락을 억제하면 전체 피질 경로가 수축되고 뇌신경이 전체적으로 당겨지며 가슴신경 전체가 조여진다. 연수부 조여진 데서 오는 자극.
	엄지손가락이 잘 구부러지지 않아서 힘을 많이 주어야 한다. - 피질 수축시 적핵 경직이 더 심해진다.
	오른 콧속 간질. 왼 발 엄지발가락 끝 자극. 오른발 엄지밑 발등 자극. - 피질 경로 수축되니 하지 적핵경로 함께 자극된다.
	겨드랑이 자극. 양쪽 어깨 자극

1분	- 가슴신경 수축되면서 겨드랑이 임파 항진된다.
	검지 밑 엄지와 맞붙는 부분이 아프다. - 겨드랑이 임파, 서혜부 임파 함께 자극되는 것. 중뇌핵, 적핵경로 수축되면서 나타나는 증상.
	콧속 자극. 엄지손가락 힘주는 것 어려워서 계속 힘을 세게 주어야 함. - 적핵 탄력 떨어져 있고 교감 항진력 떨어진다.
	왼 엄지손가락 첫째마디가 힘이 덜 들어간다. - 왼쪽 적핵이 더 약하다.
	오른 허벅지 바깥쪽 골반에서부터 시작되는 바깥쪽 자극. - 고관절 신경 수축되고 천골신경 수축되면서 나타나는 증상.
	왼발 새끼발가락 간질. - 심장박동 빨라지기 시작하면서 나타나는 증상.
	오른손 새끼손가락 밑 손목 부위 자극 간질. 오른쪽 같은 부위 자극 간질. - 심장박동 빨라졌다.
	오른 콧구멍 속 자극. 양쪽 무릎 냉기. 양쪽 다 어깨 경직, 긴장. - 교감 항진되고 심장박동 빨라지면서 관절 부위 냉기 해소되고 있다.
2분	오른 뒤통수 밑 부위 오른쪽 밑 부위 간지러움

	- 연수, 경수부 자극
	왼 갈비뼈 냉기 오른쪽 아랫배 자극. - 가슴신경 전체적으로 수축되면서 갈비뼈 냉증 해소되고 있다. 천골 신경도 자극된다.
	오른쪽이 아래로 더 밑으로 길게 늘려지는 느낌. - 오른쪽 고관절 빠져 있고 왼쪽은 위로 수축되어서 올라가 있고. - 왼쪽은 수축되어 있다.
	오른팔 팔꿈치 아픔 - 목신경, 부신경 수축되면서 나타나는 통증.
	나도 오른쪽을 더 밑으로 자꾸 늘리고 싶다.
	왼쪽 천골이 더 위로 들린 느낌. - 실제로 그런 상태다. 꼬리뼈 자극, 마치 변의를 느끼는 것처럼. - 천골부 자율신경 항진.
3분	아랫배 냉기 술술 나감 - 방광, 자궁, 난소 치료되고 있다.
	양 어깨 앞쪽 늘 시린 부위 시림. - 흉부 냉기 빠져나오는 것.
	왼발 새끼발가락 밑부위 라인 자극. - 심장기능 활성화된 것. 오른 얼굴 머리 시작되는 부위 간질. - 피질 억제되면서 삼차신경 안분지 활성화된다.

	오른 뒤통수 밑 부위 간질
	오른손 검지 둘째 마디 아픔. - 피질 억제 시 삼차신경 주감각핵 경직된다. 서혜부 쪽 냉기 많이 나감. - 신장. 자궁. 방광 치료되고 있다.
	왼 허벅지 안쪽 자극. - 왼 신장 자궁 치료되는 것. 오른쪽 뒤통수 밑 부위 아픔 - 목뼈 눌려 있는 부위.
	양 어깨 앞쪽 늘 냉기 많이 나가던 곳 많이 경직된 느낌
4분	오른팔 팔꿈치 아픔. - 오른 목신경, 부신경 상태. 장에서 가스 나가는 느낌. - 장운동 활성화되었다. 피질 억제로 변비 치료한다.
	양쪽 대장 부위 밑위 같다는 부위 냉기 - 대장부위 교감신경 항진되면서 대장 냉기 빠져나감
	오른 코 간질 왼쪽 머리 시작되는 부위에서 왼쪽으로 간질
	아랫배 부위 냉기 계속 - 아랫배 쪽도 교감신경 항진되었다.
	턱을 들고 있었다는 것이 느껴져서 다시 턱을 아래로 내림

	– 피질 수축되면 목뼈가 더 수축된다.
	왼 비장보다 더 가운데 바깥쪽으로 간지러움
	어깨 시작 부위가 저리고 아프다 – 목신경, 부신경 수축으로 인한 것.
	오른발 무릎 안쪽 가려움 – 신장경 자극.
5분	오른 발끝 저르르 – 오른 하지적핵 경로 자극.
	오른 어깨 아픔. 오른 발꿈치 바깥쪽 자극, 가려움
	왼 천골 옆쪽으로 가려움
	대장에서 가스 나가는 느낌. 아래쪽으로.
	왼 겨드랑이 자극. – 왼 임파 자극. 오른 콧구멍 가려움.
	왼 비장에서 약간 뒤쪽으로 옆구리 쪽 가려움. – 왼 신장 자극.
	오른 콧구멍 가려움
	머리 두정부가 왼쪽이 더 꺼져 있는 느낌. 뒤쪽으로 왼쪽이 꺼져 있는 느낌. – 머리 쪽 체감각이 실제로 그런 상태다.

6분	자궁 부위 자극	
	어깨 시작 부위 경직되었던 부위 조금씩 풀어지는 느낌	
	왼발 안쪽으로 발꿈치 쪽 가려움. - 방광경 자극. 오른발 엄지 쪽 특히 저르르	
	오른 콧구멍 가려움 오른발 엄지발가락 따갑다. - 간 비장에서 빠져나오는 탁기. 거의 염증 수준이다.	
	오른 콧구멍 속 자극.	
	긴장해서 허리에서부터 골반 부위 들고 있었던 것 느껴져서 다시 바닥에 완전히 붙이려고 노력. - 피질 경로 전체적으로 수축되어 있기 때문에 나타나는 증상.	
	왼 비장 옆으로 옆구리 간지러운 것 계속 심해짐. - 비장에서 냉기 빠져나오면서 피부 알레르기가 생기는 것.	
	오른 아랫배 쪽 자극. 어깨에서부터 경직이 뭔가 풀어지면서 발산하는 느낌 - 대장 방광 자궁 어깨 치료되고 있다.	
7분	자궁보다 약간 아래쪽 냉기 - 회음부 냉기. 성선신경총 치료되고 있다.	
	오른 무릎 뒤쪽 가려움	

	- 방광경 자극
	왼 옆구리 가려운 부위 계속 가려움
	양쪽 검지에서 맥박 뛰는 느낌 - 심장박동 빨라져 있다.
8분	위장 부위 답답. - 미주신경, 교감신경 함께 항진되면서 나타나는 증상. 숨쉬기 답답. - 흉부 조여져서 나타나는 증상. 가슴신경 센서 기능 작동하는 것. 크게 한숨 내쉼. - 호흡량 부족하다.
	힘들어서 .. 엄지발가락..? 지끈. - 적핵이 약해서 다섯 손가락을 억제하고 10분을 버티기가 어렵다.
	오른 팔꿈치 가려움. 왼쪽 옆구리 너무 가려움. - 몸 전체로 냉기 빠져나오면서 알레르기 심해진다.
	무릎 긴장, 힘듦. 오른 코 가려움. - 피질을 억제하니 하지적핵 경로도 함께 수축된다.
	오른 갈비뼈 시작부위. 중심보다 약간 오른쪽인데 그 부위가 답답하고 무겁다. - 유방과 폐 안 좋은 부위.
9분	위에 말한 부위가 무겁다.

	- 결절이 있다.
	오른팔 팔꿈치 안쪽 가려움. 왼 옆구리 가려운 것 계속.
	후우.. 힘든 한숨. 힘들어서 엄지발가락을 자꾸 꼼지락거리게 된다. - 체력이 한계에 달했다.
	오른 콧속 자극
	오른 다리 무릎 이하 자극, 저릿, 찌르르. 왼 다리 종아리 바깥 부위 간지러움.
	가슴신경 흉부쪽 가로로 답답. - 가슴신경 센서 기능 살아나면서 억제된 영역을 인식하는 것.

다섯 손가락 억제하기 (5분) <2회>

다섯 손가락을 모두 끌어당겨 억제시킨 후 다음의 상태를 관찰하고 기록합니다.

Ⅰ 처음 손가락 모양

Ⅱ 검사 중간에 변화되는 모양

Ⅲ 검사 후반 변화되는 모양

1. 머릿속 망상체의 상태를 느껴보고 반응이 나타나는 부위를 말씀하세요.

❖ 망상체 상부 :

저리다
- 억제된 상태에서의 반응.

❖ 망상체 중부 :

아래쪽 가렵다.

❖ 망상체 하부 :

별 느낌 없음
- 전체적인 억제에서 오히려 안정된다. 여기까지의 과정에

서 교정되었기 때문에 그럴 수도 있다.

2. 심장박동을 느껴보고 반응이 나타나는 부위를 말씀하세요.

잘 뛰고 있다.
- 교감 항진력 회복되었고 가슴신경 센서 기능도 살아났다.

3. 가슴 상태를 느껴보고 반응이 나타나는 부위를 말씀하세요.

심장 부위가 무거운 느낌
- 심장 지나치게 억제되어 있었다.
가슴이 전체적으로 부풀어 있는 느낌.
- 가슴신경은 조여져 있는데도 이런 느낌이 드는 것은 혈관이 팽창되어 있기 때문이다.

4. 등 쪽에서 앞쪽으로 가슴이 조여진 느낌을 살펴보고 반응이 나타나는 부위를 말씀하세요.

양쪽 어깨만 아픔
- 어깨 경직은 풀어지지 않았다.
오른쪽 종아리 바깥쪽 가려움
- 담 경락 자극
왼쪽 3,4,5지 저릿. 자극.
- 안면신경 자극.
오른 발목 안쪽 아픔.

- 신장, 자궁 냉기 빠져나오는 것.

오른발 바깥쪽에서 갑자기 쿵!쿵! 자극
- 심장박동 더 빨라졌다.

 5. 양쪽 볼 상태를 느껴보고 반응이 나타나는 부위를 말씀하세요.

 6. 양쪽 어금니 상태를 느껴보고 반응이 나타나는 부위를 말씀하세요.

아픔. 양쪽 허리에서 냉기 나감.
- 척수핵 경로도 풀어지고 있다.

 7. 양쪽 옆구리의 상태를 느껴보고 반응이 나타나는 부위를 말씀하세요.

왼 겨드랑이 자극. 왼 옆구리 시리고 많이 가려움
- 임파 항진되어 있는 상태. 유방 결절로 인한 것.

 8. 양쪽 골반의 상태를 느껴보고 반응이 나타나는 부위를 말씀하세요.

양 엉치뼈 자극. 특히 왼 엉치뼈가 더 자극이 많음.
- 천골신경, 자율신경 균형 잡아지고 있다.

중심 압박감 심해짐.
- 혈압 높아 지면서 심장 부담 되는 것.

9. 양쪽 무릎 상태를 느껴보고 반응이 나타나는 부위를 말씀하세요.

무릎은 양쪽 다 냉기만 많이 나감.
- 적핵 경로도 개선되고 있다.
왼 어깨 앞쪽 냉기 나가는 부위 가려움. 왼 옆구리 계속 가려움.

10. 양쪽 옆구리 안쪽의 간(우측)과 비장(좌측)의 상태를 느껴보고 반응이 나타나는 부위를 말씀하세요.

왼 옆구리 가려움.
- 비장 순화
오른 팔꿈치에서 뒤쪽으로 위쪽으로 저르르르
- 목과 어깨 상태.
오른발 안쪽 복사뼈 자극.
- 자궁, 신장 반응.

11. 신장(등 쪽 약간 아래쪽)의 상태를 느껴보고 반응이 나타나는 부위를 말씀하세요.

왼쪽이 더 무거운 느낌. 오른 무릎 자극.
- 왼쪽 신장이 더 안 좋다.

12. 심장과 폐의 상태를 느껴보고 반응이 나타나는 부위를 말씀하세요.

심장 조이는 느낌. 양쪽 폐 답답.
- 심장 폐 안 좋은 증상 나타난 것.
다섯 손가락 운동하기로 치료한다.
오른 코 자극. 서혜부 냉기 계속. 오른 무릎 뒤쪽 가려움.

엄지 · 검지 억제하기 (10분) <1회>

엄지와 검지만 구부려서 억제시킨 후 다음의 상태를 관찰하고 기록합니다.

I 처음 손가락 모양

II 검사 중간에 변화되는 모양

III 검사 후반 변화되는 모양

시간	증 상
	머리 시작되는 부위 가려워서 긁었다.
	양쪽 다 엄지발가락 쪽으로 저르르 많이 빠져나감. - 자율신경 항진되면 하지적핵 경로 치료된다.
	새끼손가락 혼자 떨어져 있음. 다시 붙임. - 자율신경 항진 시 부신경 수축된다.
	너무 힘들다. - 자율신경 항진 시에 적핵 기능이 도움을 주지 못한다.
1분	가슴이 너무너무 답답하다.

경과	- 피질 억제 보다 흡수 수축이 더 심하다.
	머리 끝나는 부위 양쪽으로 뒤통수 쪽 양쪽 다 가려움. 그러고 보니 머리가 시작되는 부위 끝나는 부위 다 가렵다는 생각이 든다.
	왼쪽 옆구리 계속 너무 가려워서 긁었다. - 자율신경이 항진되면 알레르기가 더 심해진다.
	왼쪽 머리 시작되는 뒷부위, 뒷덜미 가려움.
2분	중심 답답
	뒤통수 오른쪽 상부 아픔. - 중뇌 상부. 시각피질 상태 나타난 것.
	왼 옆구리 너무너무 가렵다.
	꼬리뼈가 뜨겁다. 바닥이 뜨거워서 그런지? - 천골부위 교감신경 항진.
3분	깊은 한숨. 후.... 가슴 답답해서 힘들다. - 자율신경이 항진되고 가슴신경과 가로막신경이 수축되어 있기 때문에 나타나는 증상.
	백회 자극
	왼쪽 목 아래 간지럽다. 땀 차 있어서 그런가?
	왼쪽 옆구리 너무 가려움.

		위에서 꾸르륵 소리.
4분		양쪽 아랫배 대장 밑 부위 같다는 부위 계속 자극, 냉기. - 자궁, 방광, 난소는 치료받아야 할 환부이다.
		양손 검지 첫째마디 다 제대로 구부러지지 않았다. - 삼차신경 중뇌핵 경직된 상태가 나타나는 것.
		양손 다 새끼손가락 떨어져 있다. 억지로 붙이려 노력 - 자율신경 항진 시 양쪽 모두 부신경 수축된다.
		오른 무릎 뒤 가려움
		후.. 깊은 한숨.
		왼쪽이 더 바닥으로 꺼진 느낌. 왼쪽 등쪽이. - 척추 틀어져 있고 등판 근육도 좌측이 얇다.
5분		눈 아래 바깥쪽이 양쪽 다 자극, 아프다. - 삼차신경 안분지, 상악신경 모두 수축되어 있다.
		엄지손가락 구부리기 힘이 안들어가서 더 힘을 억지로 주었다. - 교감 항진력 떨어져 있고 적핵 수축되어 있다.
		왼 옆구리 가려움 계속
		목이 가려워서 계속 긁음
6분		왼 옆구리 계속 가려움

	- 장부 쪽에서 빠져나오는 냉기가 피부 알레르기를 더 심해지게 한다.
	양 갈비뼈 압박감 심하다. 가슴 답답. 10분을 어떻게 견디나 걱정이다. - 가슴신경, 가로막신경 동시에 수축하면 흉부 억제가 심해진다.
	꼬리뼈가 바닥에 착 닿은 느낌이고 매우 뜨겁다. - 천골 교감 항진되어 있다. 목뼈 앞쪽으로 늘어져 있고(거북목) 흉추 틀어져 있으며 꼬리뼈는 아래쪽 끝이 세워져 있다. 머리부, 흉부, 천골부 간에 전정 균형 깨어져 있다. 교정이 필요하다.
	오른 무릎 밑에 가려워서 부들 떨림
7분	오른 쇄골 뼈 가려움. - 알레르기가 몸 전체에 퍼져있다.
	가슴 답답. 너무너무 답답하다.
	오른 허벅지 안쪽 가려움.
	두정부에서 머리 시작되는 부위와 그 위쪽으로 자극.
	오른 쇄골뼈 너무 너무 가려움. - 가로막신경, 미주신경 지나가는 자리.
8분	너무 가려워서 긁음

	꼬리뼈 무척 뜨겁다. - 평소에는 꼬리뼈가 냉해져 있다가 교감신경이 항진되니까 그렇게 느껴지는 것. 천골신경 부교감체계가 과도하게 항진되어 있기 때문이다. 자궁,방광,난소 쪽 질환의 원인이다.
	오른 검지 밑에서 엄지로 이어지는 그 부위 뼈 너무 아픔 - 연수부 미주신경핵 지나치게 수축되어 있고 중뇌핵, 적핵 경직되어 있는 상태.
	오른 엉치뼈 아픔 - 천골쪽으로 몸무게가 쏠리면서 나타나는 증상.
9분	오른 어깨 가려움
	오른 쇄골뼈와 어깨 너무 너무 가려움
	가려워서 긁적 긁적 긁음
	오른발 새끼발가락 가려움
	오른 콧속 자극
	오른 어깨와 쇄골뼈 가려움 가려워서 진저리.
	꼬리뼈 엄청 뜨거움. - 천골 쪽 교감신경 기능 살아났다.

엄지 · 검지 억제하기 (5분) <2회>

엄지와 검지만 구부려서 억제시킨 후 다음의 상태를 관찰하고 기록합니다.

> I 처음 손가락 모양
>
> II 검사 중간에 변화되는 모양
>
> III 검사 후반 변화되는 모양

1. 심장박동을 느껴봅니다.
   ❖ 심장박동이 빨라지거나 느려지는지 느껴보고 말씀하세요.

중간중간 손을 떼어서 좀 쉬었기 때문에 심장박동은 그리 변화가 없었다. 다만 가슴이 많이 답답했다.
- 심장박동을 못 느낀 것.

2. 양쪽 어깨 상태를 느껴보고 반응이 나타나는 부위를 말씀하세요.

오른 어깨, 쇄골뼈 가려워 죽겠다.
- 미주신경, 가로막신경, 폐에서 빠져나오는 냉기 때문.

양 발 넷째 발가락과 다섯째 발가락이 가려움.
- 심장, 방광 에서 빠져나오는 냉기 때문.
오른 어깨가 너무너무 가렵다.
- 부신경 목신경에서 빠져나오는 냉기 때문.
꼬리뼈 뜨겁다.
- 천골 교감신경 항진.
오른 무릎 자극, 무겁다. 아프다.
- 적핵경로 수축상태가 무릎에서 나타난 것. 방치하면 관절염이 된다.
오른 무릎과 오른 엉치뼈 같이 자극, 아픔.
- 고관절신경, 천골신경 함께 자극되기 때문에 나타나는 증상.
무거워서 내리 떨어지는 느낌.
- 적핵 기능 약해져서 나타나는 증상.

3. 목 상태를 느껴보고 반응이 나타나는 부위를 말씀하세요.

목은 앞쪽, 식도 쪽 압박감, 자극.
- 미주신경 항진돼서 나타나는 증상.

4. 머릿속 중뇌 부위(가운데 약간 아래쪽)의 상태를 느껴보고 반응이 나타나는 부위를 말씀하세요.

중뇌를 인식하자 갑자기 주위가 시원한 느낌이 들었다. 중뇌에서 뭔가 에너지? 기운이 나오는 느낌.
- 시각 경로 수축시키고 중뇌핵, 적핵 당겨 주면서 나타나는 증상. 시각 경로 교정되고 있다. 엄지 검지를 펴주어도

교정 효과가 있었으니 병용하면 효율이 높아진다.
미심이 가렵다.

5. 보는 경로, 듣는 경로의 상태를 느껴봅니다. (눈과 귀의 상태)

- 눈 쪽에서는 압박감이나 통증이 있는가.

눈 생각하니까 콧속이 자극이 왔고
- 삼차신경 안분지 자극.

양쪽 눈알 바깥쪽에 압박감.
- 동안신경 수축 시 외전신경도 함께 수축된다.

오른 엄지발가락 가려움.
- 하지적핵 경로 개선되고 있다.

저르르. 오른손 중지 자극.
- 피질 경로 자극. 목, 허리, 다리까지 자극된다.

왼발 바깥 복사뼈 자극.
- 간의 탁기가 담경으로 빠져나오는 것.

- 귀 쪽에서는 귀가 막히는 느낌이나 윙 하는 소리가 들립니까. 또는 통증이 있는가.

왼쪽 귀에 약간 더 이명이 있다.
- 왼 턱관절 수축되어 있다.

왼쪽 귀 더 자극 강하고 오른 엄지발가락 끝, 오른 중지 끝 가려움.

6. 뒤통수 상태를 느껴보고 반응이 나타나는 부위를 말씀하세요.

   ❖ 뒤통수 상부의 상태

묵직한 압박감

   ❖ 뒤통수 중부의 상태

역시 묵직한 압박감
- 중뇌 억제되어 있는 상태.

   ❖ 뒤통수 하부의 상태

비교적 가벼움
- 연수는 풀어져 있기 때문에 가볍다.

7. 쇄골 상태를 느껴보고 반응이 나타나는 부위를 말씀하세요.

오른 쇄골 가려움
- 오른 미주신경, 오른 가로막신경, 오른 갑상선 기능 저하.
오른 셋째 손가락끝 자극.
- 오른 두정부 피질 자극.

8. 가슴상태를 느껴보고 반응이 나타나는 부위를 말씀하세요.

가슴 부위가 가로로 자극
- 가슴신경 상태 느껴지는 것.

9. 양쪽 겨드랑이 밑의 상태를 느껴보고 반응이 나타나는

부위를 말씀하세요.

왼 겨드랑이가 더 저림
- 왼 임파 항진

10. 양쪽 옆구리 안쪽의 상태를 느껴보고 반응이 나타나는 부위를 말씀하세요.

왼 옆구리에서부터 치골 쪽까지 가려움
- 신장, 방광 상태 개선되는 것.
왼 허벅지 안쪽 자극, 가려움.
- 신장과 자궁쪽에서 빠져나오는 것.
오른 어깨 시작부위 자극.
- 부신경, 목신경 상태.

11. 양쪽 골반상태와 무릎 상태를 느껴보고 반응이 나타나는 부위를 말씀하세요.

양쪽 엉치뼈 자극. 꼬리뼈는 매우 뜨겁다
- 천골 교감신경 항진되어 있고 고관절 수축돼어 있다.
치골 쪽에서 냉기 많이 나감
- 방광에서 빠져나오는 냉기
양쪽 무릎에서도 냉기 나감
- 간, 비장, 위장, 방광, 담 전체적으로 치료되고 있다.
오른 중지 끝 저르르르.
- 두정부 피질 자극.

엄지 발가락 운동 (10분) <1회>

첫 회에는 피검사자 스스로 나타나는 자극에 대해 말하게 하여 기록합니다.

1. 발가락 전체를 구부렸다 폈다 피질 운동을 9번 시킨 후 10번째 움켜쥐고 발목을 쭉 뻗도록 한다.(10분)
발목을 뻗는 것은 적핵 상하 수축 상태를 보기 위한 것이다.

2. 10분간 그 상태를 관찰합니다. .
   ❖ 발가락이 굽혀지는 정도, 발등이 펴지는 각도 등을 기록합니다.

엄지발가락을 구부릴 때 검지발가락이 엄지발가락 위로 겹쳐짐 - 위장이 간을 억제하는 것이다. 소화기능에 문제가 있다.

시간	증상
시작 전	검지 밑 엄지와 이어지는 그 바로 위 뼈 엄청나게 많이 아픔. - 적핵, 중뇌핵 서로 당겨진 상태에서 시작하는 것.
구부리는 중	왼발 검지발가락 밑 발바닥 쪽 가려움 - 폐, 신장에서 배출되는 탁기.
	왼손 팔목 손등 부위 시작부위 아픔. - 허리, 다리 상태 나타나는 것.

		발바닥 가려움 - 발 쪽으로 탁기가 빠져나간다.
	펴기	왼 뺨 눈 밑 가려움. - 하지 적핵 자극되면서 안분지, 상악분지 자극.
		왼 어깨 풀어지는 느낌. 왼 측두엽 저르르. 꼬리뼈 아픔 - 적핵 아래쪽으로 당겨지면서 목신경과 부신경이 풀어진다.
		오른 중지 끝 저르르 양쪽 정강이 가려움 (특히 오른쪽) - 피질도 함께 자극된다. 적핵이 늘어나면서 피질 수축도 함께 해소된다.
		꼬리뼈 저르르 자극. - 천골 피질 경로 자극.
	1분	왼 허벅지 안쪽 자극 - 신장, 자궁 자극.
		오른 목덜미와 뒤통수가 더 튀어나온 느낌 - 수축되었던 피질이 늘어나면서 자각되는 증상.
		오른 바깥 복사뼈 자극. - 오른 측두엽에서부터 간, 고관절로 이어지는

	담 경락 자극
	콧속 자극 - 교감 항진되고 있다.
2분	양 발 발꿈치 위쪽 발목 저림. - 방광 자극되며 탁기가 빠져나온다.
	왼손 4지 가려움. - 왼쪽 척수핵 경로 자극된다. 오른손 위장 부위 기진점 가려움. - 위장도 자극된다. 꼬리뼈 뜨거움. - 천골 교감신경 항진.
	왼 다리가 좀 더 떠 있는 느낌. - 왼 고관절 수축되어 있기 때문. 오른 엉치뼈 엄청 아픔. - 천골 튀어나온 것 때문에 생기는 증상. 오른 발꿈치 위쪽 가려움. - 방광 자극.
	오른 골반 고관절 부위 자극. - 고관절 빠져있는 부위. 오른쪽 고관절부위가 더 밑으로 꺼져 있는 느낌 왼쪽이 더 들려 있고.
3분	오른 어깨 앞쪽 부위 아픔 - 폐, 유방 경직 부위에서 생기는 통증.

	오른 무릎 위 가려움 - 오른 간 경락, 위장 경락 자극 왼손 손목 검지 밑쪽으로 자극, 아픔. - 허리 통증 나타나는 것.
	중심 답답. - 심장박동 빨라져 있다. 오른발 부르르. - 고관절 빠져있던 자리 교정되고 있다. 오른 치골 가려움. - 방광에서 빠져나오는 탁기.
4분	오른 턱 가려움. - 삼차신경 하악 분지 자극. 생체 전기가 부족하다.
	왼발 발꿈치 뜨거움. - 천골 교감신경 항진되며 방광 치료되고 꼬리뼈 뜨거움, 자극, 아픔. - 천골 성선신경총도 치료된다.
	왼 신장 밑 부위 가려움 - 혈압 올라가면서 신장이 자극된다.
	양 어깨 긴장 풀어지는 느낌. - 부신경 수축되었던 것은 풀어진다. 꼬리뼈 아픔, 자극. - 천골 교정은 아직 안 되었다.

5분	오른 엉치뼈 저르르. 오른 엉치뼈가 더 땅 쪽으로 꺼져 있고 왼쪽이 더 들려있는 느낌. - 고관절 상태 그대로 나타난 것.	
	오른 측두엽 가려움 - 담 경락 측두엽 피질 자극. 검지 영역이다.	
	백회 자극 - 두정부 피질 자극. 3지 영역이다.	
	좌측 측두엽 가려움. 오른 귀밑 자극, 가려움.	
	오른 측두엽 가려움. 오른 콧구멍 가려움.	
	왼 허리 골반뼈 위쪽 가려움. - 수축된 자리	
6분	꼬리뼈 쪽 피부 가려움. - 꼬리뼈 순화되고 있다. 왼 발 발꿈치 안쪽 복사뼈보다 훨씬 위쪽으로 안쪽 가려움 - 신장에서 빠져나오는 냉기.	
	오른 측두엽 가려움	
	왼 안쪽 복사뼈 밑으로 가려움 발바닥과 닿는 부위 - 신장 경락 자궁에서 빠져나오는 것.	

	오른 서혜부 위쪽 가려움, 자극 - 상동
	오른 엉치뼈 엄청 아픔. - 꼬리뼈 교정되고 있다.
7분	양 어깨 풀리는 느낌. 늘 아프고 냉기 나오던 부위.
	왼 콧구멍 간지러움. 왼 귀 바로 밑 쪽으로 자극, 아픔. 여기 부위 자극은 처음 느껴짐. - 미주신경 자극되는 것.
	오른 무릎 자극 오른 발목 발등 부위 자극 - 간 위장 비장에서 빠져나오는 탁기.
	오른손 왼쪽 폐 기진점 자극, 아픔. - 왼쪽 폐, 심장, 유방 안 좋다.
	오른발 무릎 옆쪽으로 가려움.
8분	꼬리뼈에서 약간 위쪽에 삼각형 뼈 오른쪽으로 가려움 - 천골 8요혈 부위 교감, 부교감 함께 항진되어 있다. 발가락 2.3.4.5지 영역.
	목뼈가 왼쪽으로 좀 아픔. 뭉쳐있는 느낌. - 목뼈 눌려있는 자리 인식되는 것.

	꼬리뼈 위쪽에 오른쪽이 더 뜨겁고 아픔. - 오른 교감신경이 더 항진되어 있다.
	오른발 발꿈치 가려워서 부르르.
	왼 목 앞쪽으로 가려움.
	양 어깨 아픔. 늘 냉기 나가던 부위.
9분	오른손 새끼손가락 밑 팔목 아픔. - 왼쪽 고관절 상태 나타나는 것. 오른발 엄지발가락 쪽 이어지는 발목까지 아픔. - 하지적핵 경로 수축되어 있던 것 풀어지면서 나타나는 증상.
	바닥이 닿은 발바닥 양쪽 다 뜨거움 - 교감신경 항진이 최대치로 이루어졌다.
	백회 자극 - 두정부 피질 자극. 3지 경로.
	오른손 엄지손가락 첫째 마디 자극 - 중뇌 적핵 자극.
	왼 귀 자극. 왼 목 가려움. - 왼 청각 경로 수축된 부위.
10분	왼 손목 안쪽으로 조금 위 중간으로 간지러운 자극

	- 다리에서 오는 자극.
	왼 견갑골 냉기
	오른 엄지손가락 끝 아픔 - 하지적핵 교정되고 있다.

엄지 발가락 운동 (5분) <2회>

2회째부터는 발뒤꿈치-발목-무릎 순으로 머리끝까지 거슬러 올라가면서 순서대로 나타나는 변화를 기록합니다.

1. 발가락 전체를 구부렸다 폈다 피질 운동을 9번 시킨 후 10번째 움켜쥐고 발목을 쭉 뻗도록 한다.(5분)
2. 5분간 그 상태를 관찰합니다.
   ❖ 발가락이 굽혀지는 정도, 발등이 펴지는 각도 등을 기록합니다.
3. 관찰자는 20초 간격으로 각 부위의 느낌이 어떠한지를 물어보고 그 결과를 말씀하세요.

다음 각 경로에서 일어나는 모든 변화를 상세히 말씀하세요.

부위	느낌
발가락 끝 (각 발가락의 상태)	엄지발가락 힘 많이 들어감. - 하지적핵 경로는 제대로 작동한다. 오른 넷째 발가락 저르르. - 방광 순화. 왼 엄지발가락과 그 밑이 특히 아픔. - 적핵 하부 경직 상태 나타나는 것.
발등	왼 발등부위 더 아프고 오른쪽은 괜찮다. - 왼 천골신경 수축된 상태 나타나는 것. 약간 좀 당기는 느낌 오른 엄지손가락 끝 따끔따끔 - 상지적핵 경로 적핵상부 상태 해소된다.

	오른 3,4지 따끔 - 피질 척수핵 자극.
발목	오른 발목 엄지밑과 연결되는 부위가 더 아프고 자극, 당긴다. - 적핵 수축된 영역 나타나는 것. 오른 중지 따끔 오른 엄지 따끔. - 피질, 적핵 동시 자극. 양쪽 발 뒤꿈치 뜨겁다. - 교감 항진 원활하게 이루어진다.
종아리	뭔가 아래로 뜨거운 것이 빠져나가는 느낌이 들고 - 아드레날린 분비 촉진되고 심장기능 살아났다.
무릎	무릎 바로 밑쪽 뼈가 아픈 자극같은 느낌. - 무릎 쪽에 냉기 아직 남아 있다. 양 어깨 중간부위 아픔 - 부신경, 목신경 수축되어 나타난 증상.
서혜부(사타구니) 안쪽	양쪽 다 당긴 듯. 특히 왼쪽이 더 자극이 있다. - 서혜부 임파 항진.
엉덩이 고관절(허벅지 위 바깥쪽)	오른쪽 고관절 부위가 더 뜨겁고 바닥에 많이 닿은 것 같은 느낌 - 오른쪽 고관절 빠져 있다. 오른 엄지손가락 아픔, - 상지적핵 경로 상태 나타난 것.
천골(허리 아래 꼬리뼈 사이)	
허리	
등	

어깨	
목	
뇌줄기 (머릿속 가운데 줄기) 하부	
뇌줄기 (머릿속 가운데 줄기) 중부	
뇌줄기 (머릿속 가운데 줄기) 상부	
대뇌 두정엽 피질	

* **치료설계**

망상체 교정은 앞에서 제시한 네 가지 신경 경로 교정법 전체가 쓰인다.
명상치료는 중관법, 기공법, 자음 발성법 전체와 살갗 수행법이 쓰인다.
도드리 치료점은 양쪽 유방, 오른쪽 난소, 목뼈, 심장이다.

양쪽 유방에 한 개씩 유방 환부와 날개뼈 치료점을 연결하고 난소는 난소 환부와 천골 팔요혈 치료점을 치료기 한 대로 연결한다. 목뼈와 심장은 치료기 한 대로 연결한다.

해령천다 요법으로 뼈의 냉기를 제거한다.

4. 발성 진단법

 발성 진단법은 한글 자음 발성법을 활용한 진단법이다. 각각의 자음에 따라 서로 다른 말초신경의 경로를 진단할 수 있고, 장부 상태와 의식 상태를 진단할 수 있다.
생명 에너지가 몸 안에서 일으키는 변화는 신경과 장부 그리고 뼈와 경락 등 몸을 이루고 있는 모든 구조물과 의식 작용 전반에 걸쳐 드러난다.
때문에 그러한 변화들을 어떻게 대처하고 수렴하는가에 따라서 삶의 방향과 질이 현저하게 달라진다. 각각의 자음이 생명 활동에 미치는 영향과 그 결과는 다음과 같다.
발성을 통해 진단하는 구체적인 방법은 발성 명상 편에서 그림과 함께 구체적으로 다루겠다.

 * 기역의 효과 – 간뇌를 자극하여 자율신경을 활성화시키고 중추신경에 내재되어 있던 신경 에너지를 일깨운다.
연수를 자극하여 미주신경에 내재된 신경 에너지를 일깨운다.
미주신경이 영입하는 모든 장부의 상태를 신경 에너지를 통해 개선한다.
하단전에 신경 에너지를 집약한다.
기역 발성으로는 미주신경 상태, 미주신경이 영입하는 장부 및 시상 상태를 진단한다.

* 니은의 효과 – 후두의 중추신경과 꼬리뼈의 부교감신경의 중추, 등 쪽의 교감신경과 척수를 서로 연결하여 신경 에너지를 활성화시킨다.

명문에 내장된 생명 에너지를 발현시킨다.
니은발성으로는 등 쪽 교감신경의 상태, 미심과 후두부의 상태, 뇌하수체 상태를 진단한다.

* 디귿의 효과 – 심폐를 순화하여 흉부의 좌우 균형을 맞춘다.
횡격막의 경직을 풀어내어서 호흡을 깊게 한다.
심장으로 들어가는 자율신경 간의 길항성을 공고히 한다.
디귿 발성으로는 심장 상태를 진단한다.

* 리을의 효과 – 임맥과 독맥을 연결하고 인체 자기장을 회복한다.
몸 앞쪽의 미주신경과 천골의 미주신경, 등 쪽 교감신경을 서로 연결하고 중추신경과 말초신경 간에 신경전환을 공고히 한다.
리을발성으로는 임맥과 독맥의 상태, 미주신경과 교감신경간의 길항성을 진단한다.

* 미음의 효과 – 안면신경의 균형을 바로잡는다.
뇌혈관 상태를 개선한다.
간비장의 균형을 바로잡는다.
좌뇌 우뇌의 균형을 바로잡아서 감성과 이성의 균형을 맞춘다.
미음 발성으로는 안면신경, 뇌혈관 상태, 간 비장 상태, 간 비장으로 영입하는 미주신경의 상태, 좌뇌 우뇌의 균형 상태를 진단한다.

* 비읍의 효과 – 양쪽 어깨 균형을 바로잡는다.

양쪽 신장을 하나로 통합한다.
췌장과 담을 연결해서 소장과 대장의 소화 흡수기능을 활성화 시키고 간 비장의 균형을 잡는다.
간 비장으로 영입하는 교감신경의 균형을 바로잡는다.
비읍 발성으로는 부신경, 신장 상태, 등 쪽에서 간비장으로 영입하는 교감신경 상태를 진단한다.

* 시옷의 효과 - 방광의 순화
머리의 비공과 폐 비장을 순화하여 면역력을 향상시킨다.
시옷 발성으로는 방광 상태를 진단한다.

* 피읖의 효과 - 폐순화
피읖발성으로는 폐의 상태를 진단한다.

* 치읓의 효과 - 두정부 피질 순화
치읓 발성으로는 두정부 피질 상태를 진단한다.

* 이응의 효과 - 위장 순화 가슴 바탕의 편안함을 세운다.
이응 발성으로는 위장 상태를 진단한다.

* 지읒의 효과 - 머리 순화 무념의 인식과 몸의 비워짐
지읒 발성으로는 3뇌실과 가쪽 뇌실의 상태를 진단한다.
* 키읔의 효과 - 시각 뇌순화 해마를 각성하여 공간에 대한 수직감을 바로잡는다
키읔 발성으로는 후두부 시각뇌와 해마의 상태를 진단한다.

* 티읕의 효과 - 미심 옥침 라인 순화한다.
송과체 각성으로 공간에 대한 수평감을 회복시키고 뇌하수체를 순화해서 호르몬 체계를 바로잡는다
티읕 발성으로는 송과체의 상태와 뇌하수체의 상태를 진단한다.

* 히읗의 효과 - 머릿골 속에 편안함과 아무렇지 않음, 기쁨을 함께 세워준다.
진여 증득의 수단이 된다.
히읗 발성으로는 머릿속 공간에 대한 수평감과 수직감을 진단한다.

5. 체감각 진단법

　심진, 기진의 기법과 머리의 체감각 센서를 활용하여 병의 원인처를 찾는 진단법이다.
두부체감각 진단법과 신체체감각 진단법이 있다.
대부분의 난치병들은 머리부와 몸통부, 천골부를 이루고 있는 세포들 간에 유전적 공명이 단절되면서 생겨난다.
특히 머리부를 이루고 있는 세 영역 안에서 균형이 깨어지면 그와 연관된 하부 영역에서 질병이 나타난다.
두부체감계 진단은 머리부의 이런 상태를 정확하게 진단하는 방법이다.
두부체감각 진단을 하기 위해서는 시전자의 두부체감각이 온전하게 균형을 유지해야 한다. 그러려면 두부체감각 교정술을

익혀야 한다.

* 두부체감각 교정술

두부체감각이란 머리를 지배하는 감각 체계를 말한다.
이는 삼차신경과 안면신경, 자율신경과 피질 감각의 연계로서 이루어져 있다.
두부 체감각계는 삼차신경이 제공해 주는 생체 전기를 통해 유지되고 운영된다.
생체전기 생성원은 이빨이다.
이빨의 저작활동으로 만들어지는 생체 전기는 최대 350 mV 이다.
이빨은 아랫니와 윗니의 압전효과로 인해 생체 전기를 생성하고 삼차신경에게 제공해 준다. 삼차신경은 그 전기를 받아들여 좌우 여덟 개의 신경핵에 배분하고 여덟 개의 신경핵은 주변의 다른 신경핵에게 생체 전기를 공급한다. 망상체 영역에 분포한 열한 개의 뇌신경은 삼차신경으로부터 제공된 생체 전기를 통해 시냅스 기능을 활성화시킨다. 눈, 귀, 코, 입, 얼굴 피부감각을 지배하는 자율신경과 피질 경로, 안면신경은 삼차신경이 제공해 주는 생체 전기를 통해 그 기능을 수행한다.
만약 이빨의 압전 활동이 원활하게 이루어지지 않으면 생체전기 생성량이 줄어 들어서 삼차 신경의 활동이 둔화되고 그 결과로 눈, 귀, 코, 입, 머리의 기능이 저하된다. 특히 뇌하수체의 기능이 저하돼서 호르몬분비 체계가 망가진다. 이 결과로 생겨 나는 질병은 방대하다. 거의 대부분의 질병들이 이 과정에서 생겨난다. 치매, 중풍, 파킨슨, 루게릭, 소아마비, 뇌성마비 등등의 중추신경계 질환 대부분과 각종 암, 면역성 질환, 당뇨나 혈압 갑상선 질환같은 내분비성 질환에 이르기까지 그야말로 난치성 질환의 99%가 여기에서 생겨난다.
두부체감각계 진단을 통해서는 이런 질병들이 생겨나는 원인을 찾을 수 있고 두부체감각 교정을 통해서는 그 원인을 치료할 수 있다. 두부체감각 교정법은 그 자체가 치료법이다.

두부체감각 교정의 시작은 자기 상태를 인식하는 것이다.
순서 대로 나열하면서 구체적인 방법을 설명해 보겠다.

1. 바른 자세로 의자에 앉아서 양쪽 검지를 똑같은 각도로 구부린 상태로 5분간 유지한다. 이 때 허리는 꼿꼿하게 편 상태라야 한다.
- 전정 기능을 회복하기 위한 동작이다. 전정 기능이 복구되지 않으면 자기 상태를 인식하지 못한다.

2. 자신의 코끝을 바라본다. 이때 확인해야할 것이 있다. 코의 왼쪽 면이 보이는지 오른쪽 면이 보이는지를 확인하는 것이다. 눈동자를 좌우로 돌리면서 보이는 코의 옆면을 비교해 본다. 어느 쪽 면이 명확하게 보이고 어느 쪽 면이 흐릿하게 보이는지 확인한다.
- 외전신경과 도르래신경의 상태를 보기 위한 것이다. 외전신경과 도르래 신경은 전정과 적핵, 피질이 지배하는 영역이다. 전정의 센서가 작동해서 적핵과 피질을 자극했을 때 눈동자가 움직인다. 이때 눈동자가 움직이는 범위와 각도는 눈의 시각 상태를 결정하는 원인이 되고 목뼈와 어깨, 허리 고관절의 상

태를 결정하는 원인이 된다. 결정적으로 두부체감각계의 상태를 만들어 내는 한 가지 원인이 된다. 처음 코를 바라보았을 때 인식되는 면이 평소 시각의 각도이다. 그 범위만큼 반대쪽 시각은 가리워져 있다. 이렇게 되면 목뼈의 각도도 인식되는 반대 방향으로 기울어 있다. 어깨는 인식 면 쪽으로 경직되어 있고 허리는 반대 방향으로 틀어져 있다.

코의 옆면을 바라보았을 때 인식되지 않았던 쪽으로 시각을 고정시키면 그 면은 이중으로 인식되든지 아니면 흐릿하게 인식된다. 그 자세를 지속하면 눈이 피곤해지고 어지럼증이 생긴다. 시력상태로 보면 이쪽 눈은 근시가 되어 있다.
안 보이는 면에 시각을 집중하고 좌우가 똑같이 인식될 때까지 이 동작을 반복한다. 계속하면 구토가 나올 수도 있다. 그런 증상이 나타나면 교정되고 있는 것이다.
코의 정 중앙선이 똑바로 인식될 때까지 계속한다.

3. 눈을 감고 양쪽 귀를 느껴 본다. 그런 다음 귀의 높이를 가늠해 본다.
눈을 중심으로 해서 수평으로 이동한 다음 귀의 좌우 높이를 가늠해 본다.
높이가 똑같으면 정상이다. 하지만 차이가 나면 비정상이다. 귀의 높이를 결정하는 것은 턱관절이다. 턱관절이 내려가 있으면 귀의 높이가 함께 내려간다. 턱관절을 지배하는 신경이 삼차신경이다. 운동핵과 중뇌핵 주감각핵이 턱관절을 지배한다. 엄지 검지 억제를 했을 때 엄지 검지 사이가 좁아져 있으면 턱관절이 수축된 것이다. 턱관절 교정으로 귀의 높이가 똑같아지면 삼차신경도 함께 교정된다.
- 엄지 검지 억제를 시킨 상태로 5분 정도 유지한다. 자세는 바른 정 자세이다.
좌우 손가락 간격이 다르면 도구를 사용해서 똑같은 간격으로 고정시킨다. 이때 양쪽 손의 높이는 수평을 유지해야 한다. 그런 다음 높이가 내려가 있는 쪽의 어금니를 지긋하게 물어 준다. 어금니 교합을 맞추는 것이다. 귀가 내려가 있는 쪽 어금니는 맞물려 있지 않고 떠 있는 상태이다. 이런 상태에서 어금니를 물어주면 턱관절이 자극되면서 귀의 위치가 올라간다. 양쪽이 수평을 유지하면 그 상태를 유지한다. 어금니를 물어 줄 때 너무 강한 힘을 주면 안 된다. 천천히 지긋하게 힘을 주면서 턱관절과 귀의 상태를 살펴야 한다. 몇 번 반복하다 보면 귀의 높이가 맞춰진다.

4. 천천히 숨을 들이쉬면서 콧속으로 들어가는 호흡량을 느껴 본다.
그런 다음 왼쪽 코와 오른쪽 코의 호흡량을 비교해 본다.
호흡량이 똑같으면 정상이다. 차이가 나면 교정해야 한다.

코의 호흡량과 호흡의 속도는 교감신경을 자극하는 원인이 된다.
호흡량이 많아지고 속도가 빨라지면 교감신경이 항진된다.
코가 막혀서 호흡량이 줄어들면 교감항진력이 떨어지면서 몸이 냉해진다.
심장 박동도 느려지고 자율신경 조절력이 상실된다.
비공 막힘이 장기화되면 폐가 수축되고 비장 기능이 저하된다.
- 코의 교정은 목의 좌우 각도를 조절해서 이룬다.

호흡량이 적은 반대쪽으로 목을 기울이고 천천히 숨을 들이쉰다.
그런 다음 호흡량을 확인한다. 막힌 코가 뚫리고 호흡량이 충분하면 목을 세운 다음 다시 호흡해 본다. 호흡량이 똑같으면 다음 과정으로 가고 차이가 나면 다시 반복한다. 목신경 3.4번은 교감신경이 시작되는 자리이다. 호흡량이 작은 쪽은 교감신경이 약해져 있다. 그런 상태에서 반대쪽으로 목을 기울여서 목빗근을 늘려주면 같은 쪽에 목신경이 자극되면서 교감신경이 항진된다.

5. 눈을 감고 자기 입술을 느껴본다.
입술에 약간 힘을 주면서 눌러 본 다음 힘을 빼고 양쪽 입술 꼬리의 상태를 느껴 본다.
-입술 꼬리의 감각 상태를 체크하기 위한 동작이다. 느낌의 강도가 똑같으면 정상이고 서로 다르면 비정상이다. 다를 경우 발성법을 통해 교정한다.

입술 꼬리의 높이를 가늠해 본다. 반듯하게 균형을 유지하고 있으면 정상이다.
입술 중앙선을 중심으로 좌우 촉감을 느껴 본다. 어느 한 쪽이 부풀어 있는지 아니면 수축되어 있는지를 살펴본다.
입술 꼬리의 위치를 가늠해 본다. 어느 한쪽이 뒤쪽으로 밀려 있는지 아니면 같은 거리를 유지하고 있는지를 느껴 본다.
-입술은 안면 신경의 지배 영역이다. 안면신경의 균형이 깨어지면 뇌혈관에 대한 압력 조절 기능이 떨어진다. 뇌혈관의 압력이 조절되지 못하면 뇌경색이나 뇌출혈이 생긴다. 그렇게

되면 피질이 훼손된다.
입술의 체감각 상태는 피질 상태의 반영이다. 입술 감각이 무디어져 있으면 피질이 경직되어 있는 것이고 균형이 깨어져 있으면 피질 상태가 불균형한 것이다.
안면신경을 교정함으로써 훼손된 피질을 복구시킨다. 안면신경 교정시에 쓰이는 발성법이 미음 발성법이다.
양쪽 검지 손가락 끝을 입술 꼬리에 대고 미~~~~~음!! 하고 길게 발성한다.
그러면서 입술 꼬리가 떨리는 느낌을 검지 끝에서 느낀다. 양쪽 입술 끝에서 똑같은 강도로 느껴질 때까지 계속한다.
양쪽 손바닥을 양쪽 볼에 살포시 붙인다. 그런 다음 미~~~~~음!! 하고 길게 발성한다. 손바닥을 통해 볼 떨림을 느껴 본다. 양쪽 떨림이 균등해질 때까지 동작을 계속한다. 이 방법을 통해 입술의 불균형을 해소하고 안면신경을 바로잡는다.
발성법의 구체적인 기법은 명상치료법에서 소개하겠다.

6. 눈을 감고 양쪽 측두엽 끝을 인식한다.
- 측두엽 끝이 안 느껴지면 양쪽 어금니에 지긋이 힘을 주면서 머리 쪽에 가해지는 압력의 끝단을 인식한다. 그런 다음 아래의 상태들을 느껴본다.

좌우 높이가 균등한지 느껴본다.
- 좌우 높이가 다를 경우 낮은 쪽의 어금니를 지긋이 물어주면서 압력의 끝단을 주시한다. 좌우 높이가 똑같이 느껴지면 가해진 압력을 지속시키면서 자세를 유지한다.

양쪽 머리의 앞뒤 두께를 가늠해 본다.
- 앞뒤 두께가 다를 경우 앞쪽이 수축되었는지 뒤쪽이 수축되었는지를 가늠해 본다. 판단이 서면 교정에 들어간다.
피질의 앞뒤 교정은 약간 복잡한 단계를 거쳐서 이루어진다.
먼저 위에서 내려다보는 시각으로 머리 꼭대기를 느껴본다.
그런 다음 사각 상자를 머리에 씌웠다고 상상한다.
상자의 네 모서리점을 잡아 준다.
그 상태에 머물러서 상자의 모서리점과 머리 감각을 일치 시킨다.
머리 감각으로 이루어진 상자를 떠올리고 앞뒤 좌우 상태를 느껴 본다.
모서리점이 기울어진 쪽이 뒤쪽에 있으면 어금니 뒤쪽에 압력을 주고 이빨 교합을 맞춰 준다.
모서리점이 기울어진 쪽이 앞쪽에 있으면 송곳니에 압력을 주고 이빨 교합을 맞춰 준다. 이빨 압력이 가해질 때 기울어졌던 모서리점이 다시 회복되는 것을 느낄 수 있다.

두정부 피질과 측두엽 피질, 시각 피질의 좌우 앞뒤 균형은 이빨의 교합 상태에 따라 형성된다. 어금니에서부터 송곳니까지 교합이 잘 맞춰진 사람은 두부체감각계가 정상 상태를 유지한다. 하지만 이빨 상태는 시시때때로 변화를 일으킨다. 때문에 두부체감각계는 항상 균형이 깨어져 있다. 하루에 세 번 정도 교정을 해주면 건강을 유지하는 것에 많은 도움이 된다.

두부 체감각 교정의 순서는 그 자체가 두부체감각 진단의 순서이다.

자기 교정을 하면서 순서가 익혀지면 상대와 똑같은 순서대로 일치해서 그 상태를 기록한다. 그림으로 그려서 표현하고 설명을 덧붙여 주면 서로 소통하는데 많은 도움을 준다.
두부체감각 진단 시에 중뇌부 상태에 대한 진단은 눈의 상태와 귀의 상태를 진단하면서 함께 이루어진다.
교뇌부 상태에 대한 진단은 상악상태와 이빨 교합 상태를 진단하면서 이루어진다. 연수부 상태는 입술과 볼 상태를 진단하면서 함께 이루어진다.

신체체감각 진단 또한 시전자의 신체체감각 센서가 활성화되어 있어야 한다. 그러기 위해서는 기공과 소승불교의 살갗 수행을 익혀야 한다.
신체체감각 진단을 할 때에도 살갗 수행의 절차와 순서에 따른다.

* **살갗 수행법**

살갗 수행법은 불교의 사념처 수행법에서 유래되었다.
사념처란 생명의 몸과 마음을 이루고 있는 네 가지 요소를 일컫는다.
신념처, 수념처, 의념처, 법념처가 그것인데 살갗 수행은 신념처관의 공법을 분리시켜서 몸을 관찰하는 방법으로 특화시킨 수행법이다.
부처님께서는 생명의 몸을 바깥몸과 안 몸으로 구분하셨다.
바깥몸은 육체의 몸이다.

안 몸은 영혼의 몸이다.
마음 또한 진여심과 생멸심으로 구분하셨다.
사념처관 중 신념처관은 바깥 몸을 관찰하는 방법이고 수념처관은 안 몸을 관찰하는 방법이다.
의념처관은 생멸심을 관찰하는 방법이고 법념처관은 진여심을 관찰하는 방법이다.
생멸심은 의식, 감정, 의지로 이루어져 있고 진여심은 본성, 각성, 밝은 성품 에너지로 이루어져 있다.
불교의 사념처관법은 후대로 전해지면서 다양한 기법으로 나누어진다.
살갗 수행법은 그 과정에서 생겨난 독특한 수행체계이다.
뇌척수로 운동법 또한 사념처관의 기법이 많은 부분에서 공유된다.
살갗 수행은 크게 두 단계로 나누어진다.
첫째가 호흡법이다.
둘째가 관법이다.

* 살갗 호흡법

그림과 같이 숨을 들이쉰다.
천천히 아랫배로 숨을 빨아들이는데 의지를 두는 곳은 백회이다.

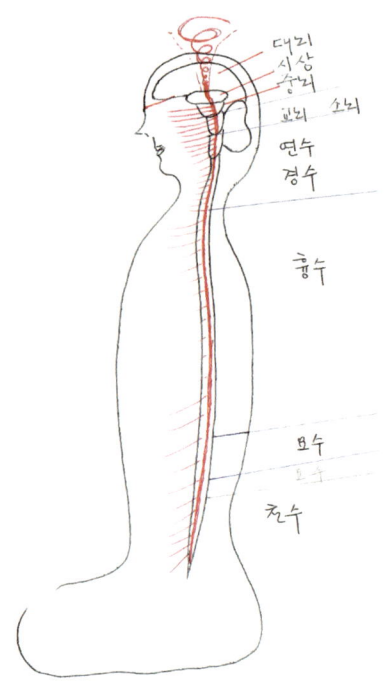

<살갗 수행 호흡 경로>

숨을 들이쉴 때 호흡의 감각을 백회에서 느낀다.
숨이 빨려 들어갈 때 백회가 조여드는 듯한 느낌이 들면 감각이 열린 것이다.
백회의 들숨 감각이 명확하게 인식되면 조여드는 느낌을 나선 형태로 만든다.
의도를 갖고 노력하면 점차로 나선의 감각이 명료하게 세워진다.
백회의 표면에서 형성된 나선 느낌을 시상까지 끌어들인다.

숨을 들이쉬는 속도와 나선의 느낌을 일치시킨 상태에서 천천히 들이쉬어야 한다.
나선 느낌이 시상까지 내려오면 의식이 몽롱한 상태가 된다. 시상이 가바로 인해 억제되면서 세타파 상태가 된 것이다.
나선 느낌으로 시상 억제가 능숙하게 이루어지면 숨을 끌어들이는 범위를 연수까지 확장시킨다. 백회에서 연수까지 밋밋한 기둥이 세워진 느낌이 들면 성취된 것이다.

여기서부터는 날숨을 수련한다.
연수까지 들이쉰 숨을 좌, 우로 나누어서 얼굴 쪽을 향해 내쉰다.
그러면서 전체 뇌신경의 자극을 느껴 본다.
눈, 귀, 코, 입 얼굴의 자극을 느끼면서 좌우 감각이 균형 있게 인식되고 있는지를 살펴본다. 좌우 감각의 균형이 깨어져 있으면 복구될 때까지 반복한다.
들숨으로 억제하고 날숨으로 활성화시킨다.
이 과정을 꾸준하게 수련하면 뇌신경의 좌우 균형이 회복된다. 나아가서 두부체감각계도 교정된다.
연수부까지 뇌신경의 균형이 잡아진 상태에서 두부체감각을 인식해 본다.
눈, 귀, 코, 입, 얼굴, 두정부 피질의 네 모서리가 균형을 유지하고 있으면 두부체감각계가 교정된 것이다.

연수부 교정이 이루어졌으면 다음 단계 호흡으로 수련을 심화시킨다.
백회에서 끌어들인 나선의 느낌을 꼬리뼈 끝까지 이끌어 간다.

천천히 호흡을 들이쉬면서 연수까지 내려왔던 나선의 느낌을 꼬리뼈 끝까지 끌고 간다.
경수부와 흉수부를 지날 때 느낌이 살아 있는지 관찰하고 요수부와 천수부를 지날 때도 느낌의 상태를 관찰한다.
나선의 감각이 꼬리뼈 쪽으로 내려갈 때는 뻑뻑하게 억제된 느낌이 척수 전반에 걸쳐서 형성된다. 반복해서 수련하면 이 느낌이 더 커진다.
억제된 느낌이 명확해지면 날숨 수련을 한다.
날숨 수련은 네 단계로 나누어서 진행한다.
첫 번째 단계가 경수부 날숨이다.
경수부의 목신경은 8개 분절로 이루어져 있다. 3번 분절부터 팔 신경과 연결된다.
8번 경수까지 숨을 들이쉬고 경수부를 억제시킨다.
그런 다음 천천히 숨을 내쉬면서 양쪽 팔 쪽으로 호흡의 느낌을 유도한다
목 어깨를 거쳐서 손가락 끝까지 느낌이 전달되면 제대로 된 것이다.
양쪽 팔로 내려가는 느낌이 균등하면 목 신경과 팔 신경이 교정된 것이다.
처음에는 저르르하는 느낌이 팔을 타고 내려간다.
그러다가 수련이 깊어지면 뻑뻑하고 뜨거운 느낌이 팔을 타고 내려가서 손바닥에 모여 있다.
이런 방법으로 신경을 씻어 내는 것을 '세수'라 한다.
살갗 수행의 호흡법은 그 지체가 '세수법'이다.
목 신경과 팔 신경을 세수할 때는 손가락에 힘을 빼고 자연스럽게 펴 주어야 한다.

경수부 세수가 끝났으면 흉수부를 씻어 준다.
호흡을 요수 2번까지 들이쉰다. 마찬가지로 나선 호흡이다.
흉수부는 12개의 가슴 신경과 2개의 요수 신경으로 이루어져 있다.
요수 2번은 배꼽 반대쪽에 위치 한 척추 부위이다. 명문혈이라 부른다.
날숨에 갈비뼈를 타고 호흡의 느낌을 배 쪽으로 끌고 온다.
뻑뻑한 느낌이 배 쪽을 감싸면 제대로 되는 것이다.
반복해서 수련하면 흉부와 배부가 두툼한 에너지로 감싸진다.
갑옷을 입은 것처럼 든든해지는데 이렇게 되면 흉수부 세수가 성취된 것이다.
흉수부 세수가 진행되면서는 다리 쪽으로도 자극이 내려간다.
이는 요수 1,2번이 씻어지면서 나타나는 현상이다.

다음 단계는 요수부 세수이다.
요수부는 5개의 신경으로 이루어져 있다.
이 중 1,2번은 흉수와 함께 연동된다.
5번 요수까지 나선 호흡을 들이쉰다.
신경이 억제되면 천천히 숨을 내쉰다.
이때 양쪽 요수를 통해 호흡의 느낌을 양쪽 발로 내려보낸다.
호흡의 느낌이 고관절을 지나갈 때 두두둥 하는 진동이 생길 수 있다.
때로는 엄청난 냉기가 발 쪽으로 빠져나간다.
이런 증상이 생기면 요수부 순화가 제대로 이루어지는 것이다.
당황하지 말고 따뜻한 기운이 발쪽을 감쌀 때까지 반복한다.
요수부가 세수 되면 발바닥이 따뜻해지면서 용천혈 부위에 압력이 형성된다.
에너지가 발 쪽에 모이면서 나타나는 증상이다.

다음은 천수부 세수이다.
천수부는 6개의 신경으로 이루어져 있다.
꼬리뼈 끝부분이 천수부 말단이다.
백회에서 들이쉰 나선 호흡을 꼬리뼈 끝까지 끌고 온다.
신경이 억제되면 숨을 내쉬면서 천수신경을 자극한다.
천천히 숨을 내쉬면서 신경이 자극되는 부위를 느껴 본다.
꼬리뼈 끝이 시리고 아랫배 쪽에서 냉기가 느껴지고 싸늘한 냉기가 등줄기를 타고 머리 쪽으로 올라온다. 어떤 경우는 오한이 생겨서 부들 부들 떨기도 한다.
그야말로 냉기의 폭탄을 맞은 듯 온몸이 아우성친다.
천수부에는 엄청난 냉기가 내장되어 있다. 부교감신경이 과도하게 항진된 사람은 이 증상을 더 심하게 겪는다.
천골에 냉기가 모여 있는 것은 몇 가지 원인이 있다.
그중 가장 큰 원인이 방광이다.
반복해서 수련하면 냉증이 해소된다.
따뜻한 기운이 천골을 감싸면 천수부 세수가 끝난 것이다.

이렇게 해서 머리부와 흉부 천골부의 세수가 이루어지면 한 번의 들숨과 날숨으로 전체 영역을 씻어낸다. 그러려면 충분한 호흡량이 확보되어야 한다.
호흡을 통해 전체 체신경이 세수되면 말초신경의 미세 감각이 살아난다.
이런 상태가 되면 살갗 수행의 다음 과정을 진행할 수 있는 근기가 갖춰진 것이다.

* **살갗 관법**

살갗 관법은 손가락 운동과 병행된다.
각 각의 손가락마다 살갗에 해당되는 영역이 있다.

검지를 편안하게 구부린다.
끝까지 힘을 주어서 구부리지 않아도 된다.
자세는 의자에 앉은 바른 자세, 무릎 높이를 수평으로 유지하고, 등 받이에 기대지 않고 허리를 세워 준다. 이것이 기본자세이다.
양손을 수평으로 해서 허벅지 위에 올려놓고 검지를 구부린다.
의지를 미심에 둔다.
정확하게는 양쪽 눈썹이 시작되는 부위에 의지를 두고 머리 쪽으로 올라가는 경로와 눈 주변의 반응을 지켜본다.
삼차신경 안분지의 영역을 살펴보는 관법이다.
나선 호흡으로 꼬리뼈까지 들이쉰 다음 천천히 내쉬면서 머리부를 씻어준다.
그러면서 미심의 상태를 지켜본다.
자자작 자자작 자극이 생겨나고 심장 박동이 집중한 부위에서 느껴지면 제대로 하고 있는 것이다.
머리 쪽으로 올라간 경로에서는 두개골 안쪽 감각을 살펴본다.
눈 옆으로는 관자놀이까지 상태를 살펴보고 눈 아래쪽으로는 상악뼈 접점까지를 살펴본다.

호흡은 반복적으로 지속시킨 상태.
미심관이 원활하게 이루어지면 그다음 단계로 간다.

호흡을 천천히 내쉬면서 경수부를 세수한다.
그러면서 가로막 신경의 경로를 관찰한다.
경수 3,4,5번에서 시작된 가로막 신경이 쇄골 밑으로 주행하여 폐 심장으로 들어가고 횡격막을 거쳐서 간, 비장, 부신으로 들어가는 경로를 살펴보는 관법이다.
날 숨에 목신경 3,4,5번의 경로를 따라 내려오면서 살갗의 감각을 살피고 해당 장부의 상태를 살펴본다. 특히 호흡이 들고 날 때 횡격막의 움직임에 집중하고 그 움직임으로 야기되는 장부 상태를 지켜본다.
부신에 집중했을 때 뜨거운 열기를 감지하고 그 열기가 이동하는 경로를 지켜볼 수 있으면 제대로 된 것이다.

호흡을 꼬리뼈까지 나선으로 들이쉰 다음 천수부를 세수한다.
의지는 천골의 팔요혈을 주시한다.
검지를 억제하면 검지에 해당하는 모든 영역이 수축되고 항진된 상태이다.
특히 자율신경의 부교감 체계가 항진되어 있다.
천골에는 좌우로 여덟 개의 구멍이 뚫려있다.
그 구멍으로 천골신경이 주행한다.
검지를 억제하면 천골신경이 수축되고 부교감체계가 항진된다.
그 상태에서 천골 신경의 상태를 주시한다.
신장, 방광, 직장, 성선신경총의 상태가 드러나고 천골 안쪽에서 반응하는 교감신경의 상태가 드러난다.

살갗 호흡을 통해 천골부 세수를 충분히 이루었어도 이 과정에서 그때와 같은 반응이 나타난다. 계속하면 천골 안쪽에서 뜨거운 열기가 일어나면서 냉증이 해소된다.

다음은 엄지손가락 관법이다.
바른 자세로 앉아서 엄지손가락을 구부린다.
무리하지 않게 편안한 각도면 된다.
그 자세에서 뒤통수 시각피질 부위에 의지를 둔다.
나선 호흡으로 꼬리뼈 끝까지 들이쉰 다음 천천히 내쉬면서 뒤통수를 주시한다.
자극감이 생겨나고 심장박동이 느껴지면 날숨의 감각을 얼굴 쪽으로 끌고 온다.
뒤통수에서 상악으로 이어지는 경로를 관찰한다.
경로상에서 자극이 일어나면 그 자리에서 멈추고 자극감이 해소될 때까지 지켜본다. 이때 함께 주시해야 할 부위가 있다. 멈춘 부위에 자극이 일어날 때 다른 부위에서 동시에 일어나는 자극을 함께 지켜보는 것이다.
특히 상악부에서 멈추었을 때 다른 부위에서 일어나는 자극들을 세심하게 살펴본다. 체감각 진단의 역량을 키우기 위한 과정이다.
다양한 부위에서 자극이 일어난다. 폐, 심장, 간, 비장에서부터 각 부위의 근골격에 이르기까지 무려 40군데 정도에서 다양한 자극이 일어난다.
충분하게 관찰하고 숙지 되었으면 다음 과정을 진행한다.

엄지 억제 흉수부 관법이다.

호흡을 꼬리뼈까지 들이쉰 다음에 천천히 내쉬면서 흉수부 전체를 관찰한다.
자극감과 심장의 박동이 느껴지면 가슴신경 전체로 심장박동을 확장시킨다.
날숨의 감각과 심장박동을 동치시킨 상태로 흉부 전체를 훑어가면서 살갗의 감각을 지켜본다.
특정한 자극이 생겨나면 그 부위에서 멈추고 다른 부위 상태를 함께 관찰한다.
다리부에 자극이 오는 것도 함께 관찰한다.
어떤 경로로 자극이 내려가는지를 살펴보고 경로를 숙지한다. 요수 1.2번의 다리 경로이다.
가슴신경을 세수하면서 갈비뼈 안쪽의 장부 감각들을 느껴 본다.
심장박동을 활용해서 의도하는 장부로 들어가고 그 자리에 멈추어서 장부 상태를 주시한다. 장부마다 반응하는 움직임이 다르다.
이 과정 또한 체감각 진단의 방법을 익히는 것이다.
체감각 진단 시 장부 진단을 똑같은 방법으로 진행한다.
관찰의 대상이 상대인 것만 다를 뿐이다.

엄지 억제 요수부 관법이다.
요수 5번까지 호흡을 들이쉰다. 천천히 내쉬면서 심장박동을 느껴 본다.
날숨과 함께 심장박동을 발 쪽으로 끌고 간다.
고관절, 엉치뼈, 대퇴골의 상태를 살펴보고 무릎과 정강이뼈의 상태도 살펴본다.

발목과 엄지발가락의 상태까지 관찰한다.
이상 자극이 느껴지면 그 자리에서 멈추고 해소될 때까지 관찰한다.
다른 부위의 공명점도 함께 관찰한다.

* 3지 억제 살갗 관법

3지 손가끝을 엄지손가락으로 지그시 누른 다음 첫째 마디와 둘째 마디를 살폿하게 구부린다. 3지에는 약간의 힘만 들어가 있는 상태이다.
나선 호흡을 꼬리뼈 끝까지 들이쉰 다음 천천히 숨을 내쉬면서 체감각계 전체를 자극한다.
머리부, 경수부, 흉수부, 요수부, 천골부 순서로 내려가면서 등 쪽에서 배 쪽으로 호흡의 감각을 이끌어 간다.
몸은 힘이 빠진 상태로 긴장하면 안 된다.
앞의 과정을 세 번 반복한 다음 의지를 백회에 둔다.
숨이 머릿속으로 빨려 들어갈 때 호흡의 감각을 따라서 머릿속으로 들어간다.
그런 다음 눈으로 본다는 의도를 갖고 머릿속을 들여다본다.
호흡의 경로를 따라 각 부위를 단계적으로 들여다본다.
꼬리뼈 끝까지 따라 내려갔다가 역으로 되돌아와서 백회에 머문다.
머리부를 지나갈 때는 대뇌막, 시상막, 중뇌막, 교뇌막, 연수막을 인식해 보고 경수부 아래를 지날 때도 각 분절의 상태를 느껴 본다.
숙달되면 시각적으로 피질 경로를 보게 된다.

내 몸속에 피질 경로를 눈으로 볼 수 있게 되면 상대의 피질 경로도 눈으로 볼 수 있다.
3지 억제 살갗 관법을 통해 수행자는 상대의 몸속을 시각적으로 인식할 수 있는 공능을 갖게 된다.

* 4지 억제 살갗 관법

엄지손가락으로 4지를 지긋하게 누른 다음 나선 호흡을 꼬리뼈까지 들이쉰다.
천천히 호흡을 내쉬면서 연수에 의지를 둔다.
숨을 내쉴 때는 전체 체감각 경로를 자극하도록 한다.
4지 억제 살갗 관법은 척수핵 경로를 관찰하는 방법이다.
삼차신경 척수핵은 연수에 위치한다.
4지 굴곡 상태로 연수를 지켜보면 척수핵 경로가 자극되면서 반응점이 나타난다.
꼬리뼈의 꿈틀거림이 느껴지고 어금니에서 반응이 온다.
성선신경총이 반응하고 요의가 느껴진다.
심장의 박동이 연수에서 느껴지면 박동을 이끌어서 반응점에 머무른다.
때로는 점과 점으로 반응점을 연결하고 때로는 선으로 연결하면서 충분한 시간 동안 세수를 행한다. 숙련되면 뇌와 척수의 율동을 감각적으로 인식할 수 있다.

* 5지 억제 살갗 관법
엄지손가락으로 5지를 살포시 억제한 후 나선 호흡을 꼬리뼈까지 끌어내린다.

그런 다음 숨을 내쉬면서 전체 체감각계를 씻어준다.
세 번 반복한 다음 연수 하부에 의지를 둔다.
심장박동이 느껴지면 부신경 경로로 박동을 이끌어 간다.
숨을 내쉬면서 양쪽 어깨로 심장박동을 이끌어간다.
어깨에 머물면서 공명점을 주시한다.
등쪽 승모근의 반응이 느껴지고 목빗근의 반응이 느껴진다.
귓속에서 웅웅거리는 소리가 들리고 심장박동에 변화가 일어난다.
승모근이 경직될 때는 심장박동이 빨라지고 등줄기를 타고 열기가 올라온다.
어느 한순간 심장박동이 거짓말같이 사라진다.
귓 속에 웅웅거리던 소리도 사라지고 텅 비워진 고요가 찾아온다.

그 때의 고요를 머릿속 중심에서 바라본다.
양쪽 어깨와 머릿속 중심을 삼각형으로 연결한다.
그 상태를 유지하다가 심장박동이 다시 커지면 앞의 과정을 반복한다.

여기까지 살갗 수행을 익힌 사람은 체감각진단을 능숙하게 할 수 있다.
살갗 수행을 익히는 방법과 과정은 그대로 체감각 진단에 쓰인다.

신체체감각 진단을 통해서는 상대의 체감각 상태와 장부, 근골격의 상태, 중추신경 상태, 말초신경 상태, 뇌하수체 호르몬 분비 체계에 대해 알 수 있다.

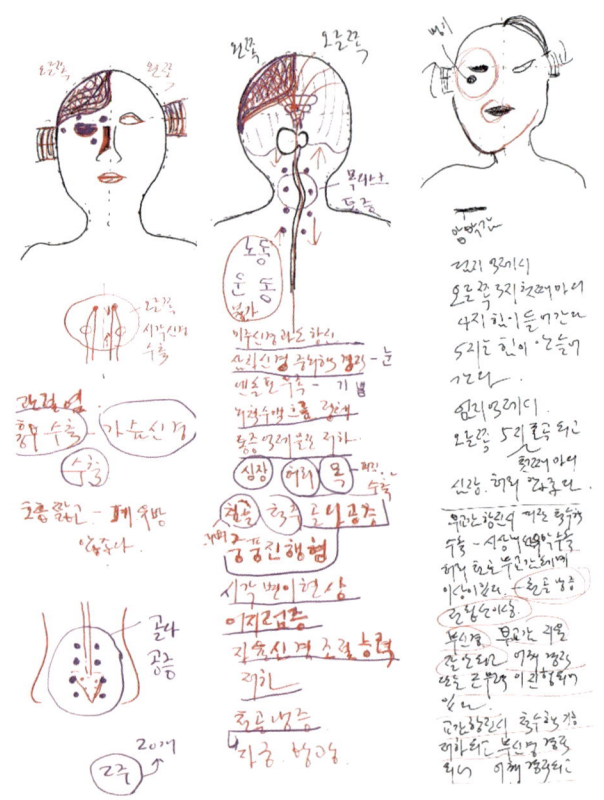

<체감각 진단표>

본제의학의 다섯 가지 진단법이 통합해서 쓰이면 어떤 질병이라도 그 원인을 알 수 있다. 또한 병이 진행되어 갈 경로를

파악할 수 있고 그에 따른 정확한 치료 방향을 제시해 줄 수 있다. 하지만 본제 진단법을 익히는 것은 쉽지가 않다. 최소한 3년 이상을 수행에 매진해야 성취가 이루어진다.

현재 본제 진단법은 별도의 교육 프로그램으로 운용되고 있다.

본제의학 치유원리

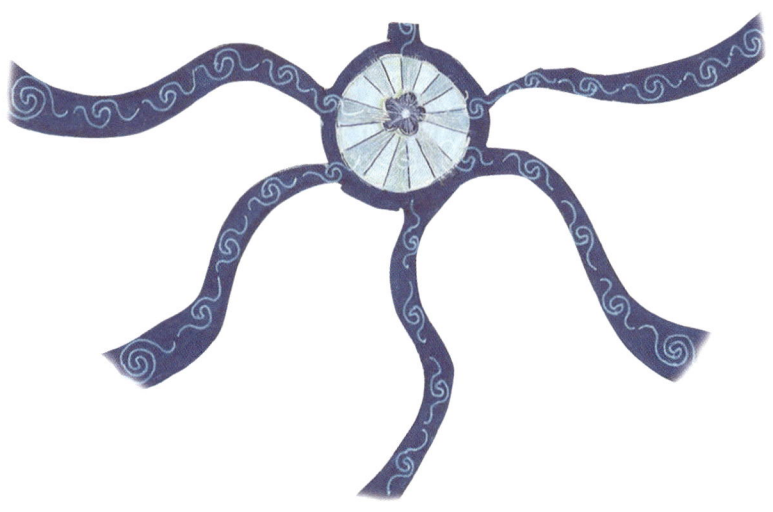

본제의학에서 활용하는 치유법은 크게 여섯 가지 분야로 구성되어 있다.
첫째가 명상치료법이다.
둘째가 운동치료법이다.
셋째가 의료기를 활용한 치료법이다.
넷째가 약차 치료법이다.
다섯째가 자연 공명을 활용한 양자 치료법이다.
여섯째가 식품을 활용한 치료법이다.

1. 명상치료법

본제명상 치료법은 병의 원인이 되는 업식을 제도하고 생명의 본성을 회복하여 깨달음의 바탕이 되는 각성을 증득하는 것을 목적으로 삼는다.
명상치료의 방편으로 쓰이는 것이 삼관법과 발성법, 뇌척수로 운동법, 기공법 등이 있다.
본제명상 치료법은 병의 증상에 따라 각기 다른 방법이 쓰인다.

* 삼관법

삼관법은 대승불교의 전통적인 수행법이다.
원각경에서 그 전체적인 개요가 제시되어 있고 반야심경과 금강경에서 구체적인 행법이 제시되어 있다.

중관, 공관, 가관을 일러서 삼관이라 한다.
산스크리트어식 표현으로는 선나, 사마타, 삼마발제라 한다.
본제 진단법 중 심진법은 삼관 수행법 중에서 중관법의 기법을 진단에 활용한 것이다. 삼관이 행해지려면 먼저 중심을 세워야 한다.
중심이란 가슴 바탕의 한자리에 세워지는 편안함을 말한다.
명치 위 1센티, 속으로 5센티 들어가는 자리에 중심을 세운다.
그런 다음 중심의 편안함을 통해 밖으로 접해지는 경계와 안으로 드러나는 본성을 비춰본다.
중심을 통해서 경계를 비추는 행을 가관이라 한다.
중심을 통해 경계를 비춰보면 그저 고요한 마음이 경계를 바라볼 뿐 분별과 망상이 일어나지 않는다.
중심을 세워서 그 자리를 지켜보는 것을 중관이라 한다.
명상수행자는 중관을 통해서 선정을 증득하게 된다.
중심을 통해서 본성을 비추는 것을 공관이라 한다.
중심을 통해 그 바탕을 비춰보면 그때 본성을 인식하게 된다.
삼관을 통해서 자기 생명의 근본을 알고 자기 면모를 개발하며 자기 존재 목적을 실현할 수 있다.
삼관법의 수행체계에 대해서는 필자의 책 '중심의 형성과 여덟진로 수행체계'에 상세하게 수록되어 있다.
뒤에서 다뤄지는 옴자 수련법이 중심을 세우는 기본 공법이다.

* 발성 명상법

발성 명상의 방편으로 쓰이는 것이 한글의 문자 원리이다.
문자는 자음과 모음으로 이루어져 있다.
때문에 한글 발성 명상 또한 자음 발성 명상과 모음 발성 명상, 문자 발성 명상으로 구성되어 있다.
자음 발성법은 20 종류가 있고 모음 발성법은 10 종류가 있으며 문자 발성법은 모든 문자가 발성 명상의 도구가 된다.
대표적인 문자 발성법으로는 열 여섯 가지 문자 발성법이 있다.
다른 명상법과 비교했을 때 발성 명상만이 갖고 있는 특징이 있다.
강력한 생명 에너지를 촉발시키고 그것을 운용할 수 있는 방법을 익힐 수 있는 것이 바로 그것이다.
자음과 모음 발성을 통해 뇌와 척수를 진동시키면 뇌척수액이 진동하면서 강력한 생체 전기가 발생한다.
이렇게 생성된 생체 전기를 발성의 경로에 따라 운영하면 훼손되었던 신경과 세포가 재생되고 면역력이 극대화된다.
여기에서는 자음 발성법에 대한 방법만 소개하기로 하겠다.
자음 발성법은 발성 방법 자체가 진단의 기법이다.
자음 발성법에 대해서는 필자의 책 '관 한글 자음원리' 와 '도넛츠 학습법'에 상세하게 수록되어 있다. 참조하시기 바란다.
이 책에서는 진단법 위주로 간략하게 설명해 보겠다.

* 기역 발성법

아래 그림과 같이 혀끝을 아랫이빨 뒤쪽에 대고 기~~~~~~~ 하고 길게 발성한 다음 역! 하고 짧게 끊어 준다.
기~~~~~ 발성 시에 아래턱이 떨리는 진동을 느끼는 것이 중요하다

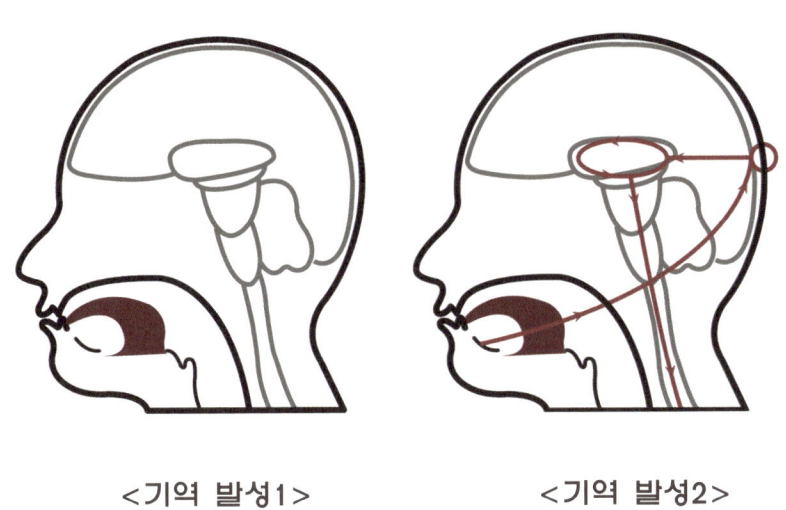

<기역 발성1>   <기역 발성2>

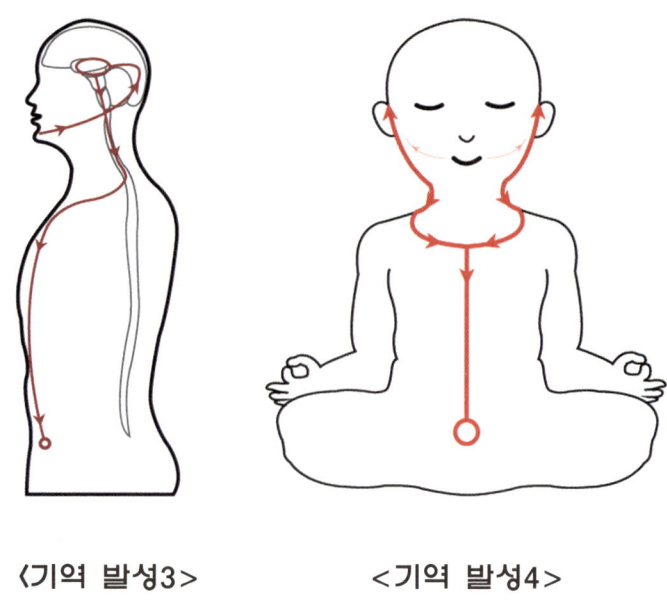

<기억 발성3>   <기억 발성4>

아래턱의 떨림이 느껴지면 그 떨림을 뒤통수로 끌고 간다. 뒤통수가 울리면 그 울림을 시상으로 끌고 간다.
시상이 진동하면 진동의 형태를 도넛 모양으로 심상화시킨다. 정확하게 표현하면 3뇌실을 중심으로 대뇌변연계와 대뇌 연합령을 도넛 형태로 활성화시키는 것이다.
이 과정에서 3뇌실이 진동하고 뇌척수액이 파동하면서 850 mV의 생체 전기가 만들어진다. 3뇌실이 진동하면서 세타파가 생성된다. 이런 상태가 되면 몽롱한 상태에서 발성이 이루어진다. 호흡량도 비약적으로 늘어나고 체감각도 극대화된다.
아래턱에서 시상까지의 발성 경로를 올라가는 ㄱ 경로라 한다. 이 과정을 반복해서 연습한다. 3 뇌실의 진동이 명확하게 느꺼지고 세타파에 들어갈 때까지 연습하면 된다. 호흡이 길어지면 다음 단계로 간다.
발성전 들숨은 백회 나선 호흡이다. 시상까지 들이쉰다.
시상 울림이 명확해지면 그림과 같이 발성의 진동을 연수로 끌고 내려온다.
그런 다음 미주신경을 타고 하단전까지 내려간다.
이것이 내려 가는 ㄱ 경로이다.

기역 발성을 하면서 다음과 같은 경로를 차례대로 인식하도록 한다.

1. 턱 떨림.
2. 뒤통수 떨림.
3: 머릿속 떨림
4. 가슴 떨림.
5. 배 떨림.

진단을 할 때는 그냥 간단하게 혀끝을 아랫니 뒤쪽에다 대고 기~~ 하면서 턱 떨림이 느껴지는지 물어본다.
그다음에는 똑같은 방법으로 기~~ 하면서 뒤통수 떨림이 느껴지는지 물어본다.
이런 방법으로 나머지 각 부위를 느껴보게 한다.
기~~~역! 할 때 턱 떨림이 안 느껴지는 사람이 있다.
그런 경우는 3차 신경 하악 분지에 문제가 있는 것이다.
이런 사람은 외부 상황에 대한 인식력이 떨어진다.
정보를 받아들이는 경로가 훼손되었기 때문이다.

고립감이나 거부감, 우울증이 이런 상태에서 생겨난다.
삼차신경이 안 좋으면 여러 가지 질병이 생긴다.
이빨도 안 좋아지고 시력도 나빠진다.
턱관절에도 이상이 생긴다. 그러면서 생기는 병이 우울증이다.
3차 신경의 감각을 살려내면 그 모든 질환이 해소된다.

뒤통수 떨림이 느껴지지 않으면 시각피질이 억제되어 있는 것이다.
이런 사람들은 행동에 제재를 받으면 강하게 반발한다.
신경이 억제되어 있으면 부정 의식이 강해지기 때문이다.
과잉행동장애나 공황장애도 그와 같은 원인에서 비롯된다.
과잉행동장애는 기~~~할 때 턱 떨림을 느끼고 뒤통수 떨림을 느끼는 것만으로도 교정된다.
공황장애의 경우는 좀 다르다.
공황장애는 백회와 시상 사이의 피질 경로가 지나치게 억제되어서 생기는 질병이다.
공황장애는 백회 나선 호흡과 지읏 발성으로 치료한다.

삼차신경과 안면신경은 교뇌에서부터 시작된다.
교뇌와 연수 그리고 중뇌 영역은 대부분의 신경전달물질들이 만들어지는 곳이다.
때문에 교뇌 영역이 잘못되면 신경 전달 물질의 생성이 원활하게 이루어지지 않는다. 그 결과로 전체적인 신경전달 체계에 문제가 생긴다.
들어오는 정보에 대한 인식이 부족한 것도 그와 같은 이유 때문이다.

과잉 행동장애를 치료했던 실제적인 예이다.
회원 병원에서 있었던 일이다.
환자는 열 살 된 초등학생, 이름은 한수이다.
첫날에는 잠시도 가만히 있지를 못했다. 눈을 감고 가만히 있어 보라 하니 잠시도 못 견디고 헉헉 거린다. 학교생활도 정상적으로 이루어지지 못하고 집에서는 갑자기 광적으로 화를 내기도 한단다. 기역 발성을 시켰더니 30초도 못한다. 그것도 짧은 소리로 격! 격! 하면서 뛰어다닌다. 이야기로 흥미를 끈 다음 기역발성을 가르쳤다. 이튿날 기역 발성을 시켜보니 호흡이 상당히 길어져 있었다. 마음도 많이 차분해진 상태다. 그래서 니은 발성도 가르쳤다.
삼일째에는 집에서 기역 발성을 연습했다며 자랑을 했다. 발음도 매끄러워지고 눈빛도 안정되었다. 총 9일 동안 치료를 했다. 마지막 날 새로 들어온 아이와 공동수업을 했다. 그 아이도 과잉행동장애였다. 그 아이를 보고 한수가 말했다. '쟤 왜 저래요?'

이번엔 다른 경우의 이야기이다.
어느 날 이천에 사시는 처사님이 찾아왔다.
이천 암자에 사시는 분인데 한글에 대한 얘기를 나누던 중에 과잉행동장애를 치료했던 사례에 대해 말해 주었다. 그 후 절에 돌아가서 신도들에게 그 이야기를 했다고 한다. 그 말을 들은 한 어머니가 자기 아들을 데려왔다.
아이를 앉혀 놓고 기역 발성을 시키려고 하니 죽어도 않겠다고 버티었다. 그래서 하는 수없이 꼭 눌러 놓고 기역을 세 번 하면 놔준다고 해서 간신히 기역을 시켰다.
그렇게 짧은 기역 세 번을 하고 집으로 돌아갔다.
그런데 이튿날 그 아이가 학교에서 시험을 봤는데 100점을 받아왔다.
한 번도 30점 이상을 받아본 적이 없는 아이였는데 어느날 갑자기 100점을 받아왔으니 아이 엄마가 기적이 일어났다고 헐레벌떡 뛰어왔다.
처사님은 그 이야기를 듣고도 믿어지지가 않았다.
설마 엎어놓고 기역 세 번 했다고 빵점이 백 점이 되랴. 그래서 좀 더 두고 보자고 말했다.
그 후 아이에 행동이 바뀌더니 그다음 시험에서는 80점을 받아왔다.
나중에는 그 아이의 누나도 한글 명상을 배웠다.
그런 예들이 종종 있었다.
도대체 왜 그런 일이 일어날까?
그냥 장난하듯이 기~역 하고, 옛날 얘기 들으면서 기~역 몇 번 한 것뿐인데 어떻게 해서 그런 기적 같은 효과가 나타날까?
결국엔 3차 신경의 문제이다. 세균이나 바이러스의 공격을 받아 손상된 3차 신경이 기역 발성으로 회복되는 것이다.
아이들이 이가 빠지기 시작하면 어른이 하는 말을 잘 안 듣는다고 한다.
그것이 바로 3차 신경이 훼손돼서 오는 증상이다.
턱 떨림이 안 느껴졌을 때 떨림이 느껴질 만큼 기역 발성을 하면 3차 신경이 교정된다.

뒤통수 떨림이 안 느껴지면 대뇌 시각피질과 교뇌 영역에 문제가 있는 것이다.
그런 경우에도 뒤통수 떨림이 느껴질 때까지 기역 발성을 해주면 그 영역들이 교정된다. 뒤통수 떨림이 잘 안 느껴질 때 그것을 교정하는 방법이 있다.
그것이 바로 '인법'이다.
엄지손가락을 양쪽 귀밑 풍지혈에 대고 검지를 뒤통수의 아문혈에 댄다.
3지는 옥침혈에 대고 약지 손가락은 후정혈에 댄다.
새끼손가락은 자연스럽게 떼어 놓는다.

그런 다음 기~~발성을 하면서 엄지손가락 짚은 부위에 진동을 느끼고 뒤통수로 가서 검지, 장지, 약지의 진동을 차례대로 느낀다.
그렇게 하면 대부분의 사람들이 진동을 느낀다.
그 상태로 한참 동안 발성을 하다 보면 어깨가 빠질 듯이 아파지고 손가락 끝이 시리면서 아프다.
이는 대뇌 시각피질과 소뇌, 그리고 연수, 교뇌, 중뇌 영역에서 빠져나오는 냉기가 손가락을 통해 팔 쪽으로 역유입되었기 때문에 생기는 증상이다.
이때 빠져나오는 냉기가 대단하다.
설마 내 머릿속에 이 정도의 냉기가 있었겠는가 싶을 정도로 무지막지하게 쏟아져 나온다. 팔이 아프면 그때는 손을 떼고 기역 발성을 한다.
그러다가 팔이 가벼워지면 그때 손 모양을 지어서 다시 기역 발성을 한다.

머릿속이 그와 같은 냉기로 쩔어 있으면 뇌세포의 활동성이 둔화되고 신경전달 체계가 원활하게 이루어지지 못한다.
또한 혈관이 수축되고 혈행이 원활하게 이루어지지 못해서 중풍이나 치매 등 각종 뇌신경 질환이 생길 수도 있다.
때문에 머릿속 냉기를 제거해 주는 것이 대단히 중요하다.
기역 발성을 그와 같은 방법으로 하게 되면 뒤통수 쪽에 쌓여 있던 냉기는 원활하게 제거된다.
머릿속 떨림이 안 느껴진다면 간뇌가 갖고 있는 미세 감각 센서가 망가진 것이다.
그렇게 되면 자율신경에 대한 조절력이 상실된다.
손바닥에서 땀이 나는 다한증이나 오줌싸개 야뇨증도 자율신경의 조절 능력이 저하된 데에서 오는 증상이다.
머릿속 떨림이 안 느껴질 때에도 기역 인법을 한 다음에 발성을 한다.
그러면서 넷째 손가락을 짚은 부위에서 일어나는 진동을 시상까지 유도해 간다.
가슴 떨림이 안 느껴진다면 심폐로 들어가는 미주신경이 약화된 것이다.
이때에는 턱의 떨림을 가슴 쪽으로 유도해 오면서 가슴에 감각을 살려낸다.
배 떨림이 안 느껴진다면 소장, 대장 쪽으로 가는 미주신경이 약화된 것이다.
이때에는 가슴 떨림을 유도해서 배 쪽 감각을 살려낸다.
심폐 미주신경이 약화된 경우에는 호흡기 장애가 있다.
무호흡증이 생길 수도 있고 기관지나 폐 쪽에 항상 질병을 안고 있다.

발성을 하면서 진동이 안 느껴지는 것은 그 영역의 신경이 훼손된 것이다.
때문에 그와 연관된 질병들을 갖게 된다.
배 쪽에서 진동이 안 느껴지면 소화기 계통이 잘못된 것이다.
발성의 경로가 안 느껴질 때는 반드시 위에서부터 잡아주고 점차적으로 내려와야 한다.
가끔 귀밑 풍지혈에 댄 엄지손가락의 진동이 안 느껴지는 경우가 있다. 그럴 때는 잘 안 느껴지는 쪽의 엄지손가락에 약간 힘을 주고 누른 다음 발성을 하면 진동이 느껴진다.
아플 때 그 부위에 손을 대는 것은 본능적인 행동이다. 즉 본능적으로 자가 치료를 하는 것이다. 감각이 느껴진다는 것 자체가 신경전달 체계가 살아난 것이다.
그냥은 안 느껴져도 손을 대면 느껴진다. 나중에는 손을 대지 않아도 느껴지게 된다.
기역 발성 하나만을 갖고도 진단하고 교정할 수 있는 범위가 상당히 넓다.

* 니은 발성법

니은 발성은 두 가지가 있다. 하나는 미심을 울려주는 니은이고, 또 하나는 뒤통수를 울려주는 니은이다.

미심 니은 발성법

미심 니은은 혀끝의 진동을 활용한다. 혀의 끝부분을 입천장 가까이에 대고, 니~~하고 발성한다. 이때 혀끝이 입천장에 닿으면 안 된다.

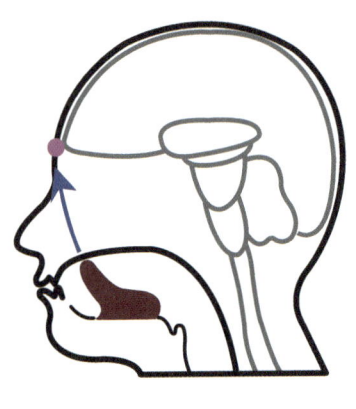

<미심 니은1>

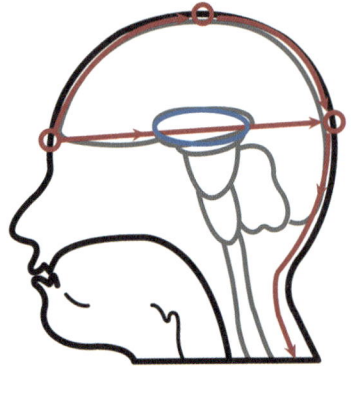

<미심 니은2>

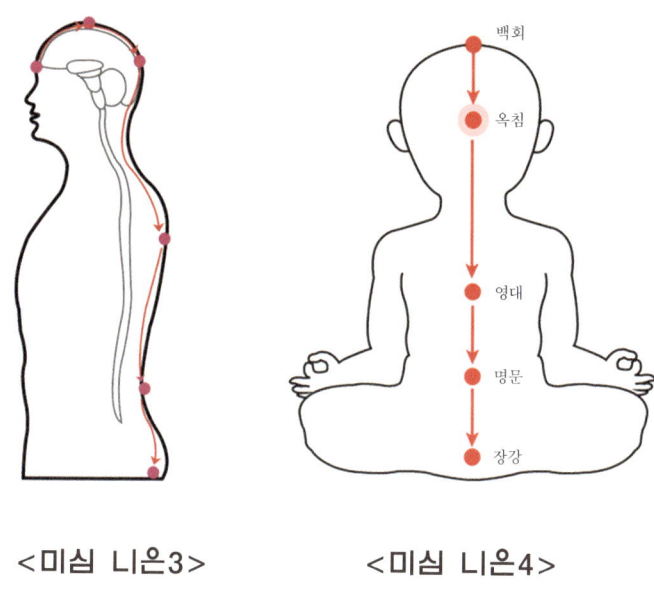

<미심 니은3>   <미심 니은4>

입천장의 떨림이 느껴지면 그 느낌을 미심으로 유도해 간다.
그런 다음 미심 떨림을 느껴본다.
미심 안쪽에 비공이 있다. 미심 떨림이 공고해지면 비공 울림이 느껴진다.
그렇게 되면 비공을 울림판으로 해서 니은의 진동을 더욱더 활성화시킨다.
미심 부위는 입천장에서부터 올라간 3차 신경이 큰 눈썹 안쪽으로 나온 자리이다.
그래서 니~~하고 입천장에다 진동을 주면 미심 신경이 같이 진동한다.
니은 발성 시에 미심 진동이 안 느껴지면 다음과 같은 문제가 있는 것이다.
첫째는 입천장의 3차 신경이 훼손된 것이다.
둘째는 미심으로 이어지는 삼차신경 안분지에 이상이 있는 것이다.
이렇게 되면 눈이 뻑뻑해지고 피로해진다.
시력도 자꾸 나빠진다.
삼차신경 안분지가 훼손되는 원인이 있다.
방광이 안 좋아져서 그런 것이다.
방광이 나빠져서 냉기가 표출이 되면 그 냉기가 다리 쪽으로 빠져나가야 한다.
하지만 적핵척수로의 기능이 약해지면 방광의 냉기가 머리로 올라온다.
방광경이 끝나는 자리가 위 눈썹이 시작되는 자리이다.
방광의 냉기가 방광경을 타고 미심으로 올라오면 비공이 냉해진다.
비공은 외부에서 들어오는 공기를 데워주는 자리이다.
비공이 냉해지면 그 기능이 작동되지 않는다.
그렇게 되면 폐가 수축된다.
비장도 같이 안 좋아진다.
비염이나 축농증, 알레르기나 아토피 같은 질병들이 이런 경로로 생겨난다.
비공의 염증으로 삼차신경 안분지가 훼손된다.
니~~은! 발성 시에 미심 진동이 안 느껴지면 그와 같은 질병들이 생긴 것이다.
뇌하수체에 이상이 있는 경우에도 니은발성이 제대로 안 나온다.

특히 은! 하고 끊는 발성이 잘 안된다.
방광에 냉기가 생기는 것은 여러 가지 원인이 있다.
오줌을 너무 오랫동안 참아도 방광에 냉기가 생긴다.
척수핵 경로가 수축돼서 신경전달이 원활하지 않아도 방광이 안 좋아진다.
이 같은 경우는 방광으로 들어가는 부교감 신경이 과도하게 항진돼서 생긴다.
바이러스의 공격을 받아서 천골신경이 훼손되면 방광이 나빠진다.
외부 의식의 침해를 받아도 방광이 나빠진다.
외부 의식이 들어오는 경로 중에 하나가 꼬리뼈이다.
꼬리뼈로 외부 의식이 들어오면 천골이 냉해진다.
그 냉기로 인해 신경전도가 둔화되면서 방광이 나빠진다.
아이 때는 그런 현상이 빈번하게 일어난다.
외부 의식이 남겨놓고 간 냉기가 면역체계에 이상을 주어서 생기는 질병 중 하나가 아토피이다.
그런 질환들을 갖고 있는 경우에는 미심 니은이 잘 안 된다.
미심 니은을 제대로 하면 그런 질병들이 치료된다.
축농증이나 아토피, 비염 등을 치료할 때에는 미심 니은을 같이 해주면 좋다.

미심 니은의 경로

1. 혀끝의 떨림으로 미심을 울려준다.
2. 미심 울림과 비공의 울림을 함께 인식한다.
3. 비공의 울림을 시상으로 끌고 간다.

4. 시상의 울림을 옥침으로 연결한다.
5. 옥침의 떨림을 목선을 따라서 척추로 이끌어 간다.
6. 척추의 진동을 꼬리뼈 끝까지 끌고 간다.

미심에서부터 꼬리뼈 끝까지 각각의 기점에서 느껴지는 진동을 정확하게 인식해야 한다.
만약 진동이 안 느껴지는 부분이 있다면 그 부분의 감각신경이 훼손된 것이다.
등 쪽 진동이 잘 안 느껴지면 등을 약간 구부린 상태에서 발성을 한다.
배의 힘을 빼고 고개를 약간 숙인다.
기억보다 숨이 짧은 경우는 미주신경보다 교감신경 쪽이 약한 것이다.
그런 사람은 몸이 냉하다.
어깨 쪽에서 차가운 느낌이 나는 것은 경추 6번이나 7번 쪽에 부담이 있기 때문이다. 그 부위의 신경에 이상이 생기면 그런 증상이 나타난다.
꼬리뼈 쪽에 진동이 안 느껴지는 것은 그 부위에 부교감신경이 음화 되어 있기 때문이다.
그런 경우에는 직장, 방광, 성선 쪽에서 이상이 생긴다.
성격도 조급하고 까다로워진다.
흉추 4번, 5번, 6번은 심장, 간, 위장에 해당되는 부위이다.
그 부위에서 진동이 안 느껴지면 해당되는 장부가 안 좋은 것이다.
그런 경우에도 미심 니은을 통해 개선할 수 있다.

후두 니은 발성법

미심 니은은 혀의 앞쪽을 활용해서 발성을 했지만 후두 니은은 혀의 뒤쪽을 활용한다.

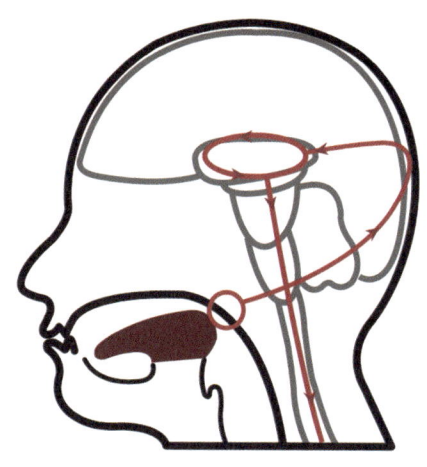

<후두 니은1>

후두 니은을 할 때는 니~~한 다음에 은! 하고 발성이 딱 끊어져야 한다.
만약 그렇게 되지 않으면 연수의 언어 중추와 뇌하수체의 호르몬 분비 체계에 이상이 있는 것이다.
니~~하고 은! 의 연결이 매끈하지 않은 경우도 있다. 부드럽게 이어져서 정확하게 끊어져야 되는데 그게 잘 안되는 것이다. 이런 경우는 혀뿌리의 힘과 혀끝의 힘이 원활하게 연결되지 않는 것이다.
혀뿌리는 송과체 영역이고 혀끝은 뇌하수체 영역이다.
발성을 할 때 매끄럽게 연결되지 못하고 원하는 시점에서 끊어지지 않는 경우가 그 때문에 생긴다.
그런 증상을 갖고 있는 분들이 여성이라면 자궁 쪽 질환들이 많이 생긴다. 생리통은 기본적으로 갖고 있고 근종이나 물혹 등 다양한 질병들이 생기게 된다. 생리통이 심할 때는 니은 발성의 경로만 떠올려도 통증이 사라진다.

- 후두 니은의 경로

미심 니은과 후두 니은은 같이 해줘야 한다.
후두 니은은 혀뿌리를 활용해서 연수를 자극하고 소뇌를 거쳐서 대뇌 후두엽을 자극하고 후정혈에서 시상으로 들어가서 중뇌 교뇌 연수를 거쳐 척수로 내려와서 황정이 울리도록 발성을 하는 것이다.

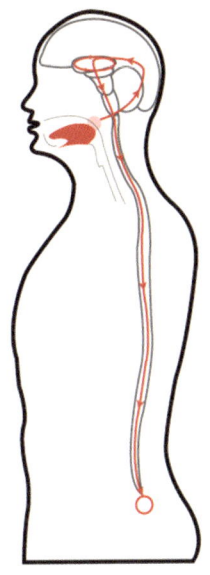

<후두 니은2>

미심 니은은 척수의 후섬유단을 자극하는 발성법이고 후두 니은은 척수의 측면과 배 쪽을 자극하는 발성법이다.
후섬유단은 추체로의 오름 경로이고 측면과 배 쪽은 내림 경로이다.
머리의 정보는 척수의 앞쪽과 왼쪽 측면을 통해서 척수로 내려가고 척수와 장부 말초신경의 정보는 척수의 뒤쪽과 오른쪽 측면을 따라서 머리로 올라간다.

니은 발성을 할 때에도 바이브레이션이 들어가지 않아야 한다.

의도하지 않아도 바이브레이션이 생기는 것은 연수 영역의 언어중추가 억제되어 있기 때문이다.
외부 의식이 교뇌나 연수 영역에 접해져 있어도 그와 같은 현상이 나타나고 바이러스에 공격을 받아서 훼손되었을 때도 그와 같은 현상이 나타난다.
니은 발성할 때 등 쪽에서 냉기가 나오는 것은 교감신경이 둔화되어 있는 것이다.

집중력이 없고 잔병치레를 하고 편식을 하는 것은 장부 균형과 신경 균형이 깨졌기 때문이다.
수줍어하고 자기표현을 잘 못하는 사람은 간, 비장의 균형이 깨어져 있고 부교감신경의 기능이 저하되어 있다.
아세틸콜린의 분비가 원활하게 이루어지고 간 비장의 균형이 잡히면 의지가 강해진다.
미음 발성을 통해 간 비장의 균형을 잡고 자음 발성 전체를 통해 아세틸콜린의 분비를 촉진시킨다.
교뇌, 연수 영역에서 신경전달물질이 원활하게 생성되지 못하면 피곤함이 생긴다.

* 디귿 발성법

디귿 발성은 혀끝을 활용한 발성법이다.
혀끝을 위 이빨 뒤쪽에 살짝 댄 뒤에 짧고 강하게 디귿! 하고 발성한다.

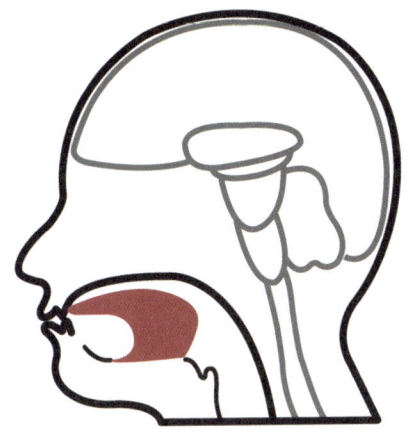

<디귿 발성1>

이때 혀끝에 힘이 잘 안 들어가면 심장이 안 좋은 것이다.
혀를 위 이빨 왼쪽 송곳니에 살짝 댔다 떼면서 디귿! 하고 짧게 발성한다.
그 다음 똑같은 방법으로 오른쪽 송곳니에 댔다가 떼면서 디귿! 하고 발성한다.
그때 혀끝에 힘이 잘 들어가는 쪽이 있다면 그쪽에 해당되는 장부가 안 좋은 것이다. 혀의 오른쪽 신경은 폐에 해당되고 왼쪽 신경은 심장에 해당된다.
혀 신경은 장부가 안 좋은 쪽으로 경직되어 있다.
그래서 발성을 할 때 안 좋은 쪽에 힘이 실린다.
아프기 전에는 심장이 안 좋은지 폐가 안 좋은지 잘 모른다.

디근을 시켜보면 아프기 전에도 어느 부위가 안 좋은지를 판단할 수 있다.
처음에 검사만 할 때는 가볍게 디근을 시켜본다.
그래서 어느 쪽 발음이 잘 안되는지 살펴본다.
중간 발음이 안 되면 심장이 나쁜 것이다.
좌우 발음을 시켰을 때 좌측에 힘이 없으면 폐가 안 좋은 것이고 반대로 우측에 힘이 없으면 심장이 안 좋은 것이다.
심폐를 교정할 때는 호흡을 아랫배까지 깊이 들이쉬고 끊은 다음에 디근! 하고 강력하게 발성한다.
그러면서 아랫배 팅겨짐, 앞가슴 울림, 영대 울림, 그리고 영대 쪽 울림이 가슴 쪽으로 다시 되돌아오는 여운을 느낀다.

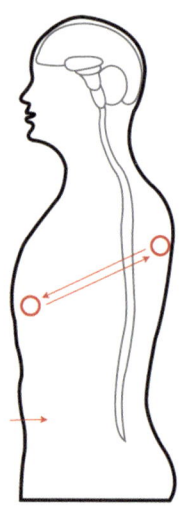

<디근 발성2>

영대 쪽 울림이 가슴 쪽으로 들어오는 여운이 느껴지면 교감신경의 기능이 살아난 것이다.
앞가슴의 진동이 느껴진다면 미주신경이 활성화된 것이다.
혀끝에 힘이 들어가면 심장이 정상으로 돌아온 것이다.
양쪽 송곳니에 혀끝을 대고 발성하는 것이 균등하게 이루어지면 심장과 폐의 균형이 회복된 것이다.
디근을 지근~ 이렇게 발음하는 사람은 심폐가 많이 안 좋은 것이다.

* 리을 발성법

리을 발성은 리~~발성과 을~~발성으로 나누어져 있다.
혀를 감아서 입 천장에 붙인 다음 부드럽게 풀면서 리~~ 하고 길게 발음한다.

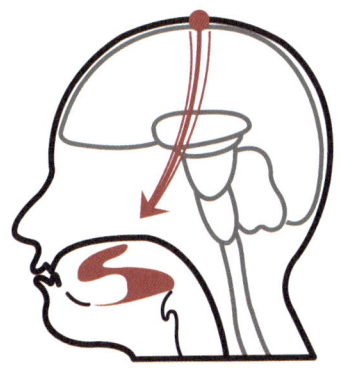

<리을 발성1>

그런 다음 혀끝을 다시 입천장에 붙이고 을~~하고 길게 발음한다. 이것을 호흡을 내쉬면서 한 호흡에 한다.
리 발성을 할 때는 배를 들이밀면서 하고,
을 발성을 할 때는 배를 내밀면서 한다.
리 발성을 할 때는 배가 최대한 빨리 들어가도록 해준다.
그리고 을 할 때는 배를 천천히 내밀면서 한다.
리는 을보다 약간 짧게 발성한다. 리는 2, 을은 3 정도의 비율이다.

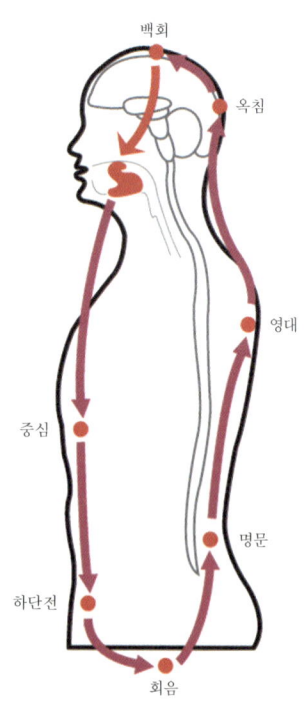

<리을 발성2>

리 발성을 할 때는 아랫배가 울리는 것을 느끼면서 회음이 진동하는 것을 느낄 수 있어야 한다.
리 의 경로가 혀끝에서 회음까지이다.
을의 진동은 회음에서부터 꼬리뼈를 타고 백회까지 올라가도록 해야 한다.
한 호흡에 리 발성과 을 발성을 한 다음에 그다음 호흡을 들이쉴 때에는 백회에서부터 혀까지 숨을 빨아들인다.
나선 호흡으로 들이쉬어서 입천장에 말아 붙인 혀까지 숨을 끌어내리는 것이다.
그런 다음 혀를 풀어 내리면서 리 발성으로 임맥을 통해 회음까지 울린다.
회음 진동이 느껴지면, 그때 혀끝을 입 천장에 붙이고 지긋이 힘을 주면서 을 발성을 한다. 이때는 혀끝을 똑바로 편 채로 위 이빨 뒤쪽에 붙인다.
배는 내미는 상태, 진동의 인식은 회음에서 척추를 타고 백회까지 느낀다.
호흡의 길이는 리가 2, 을이 3이 되도록 한다.
이런 방법으로 리와 을을 반복하다 보면 백회와 회음이 통으로 연결된다.
그러면 리을이 완성된 것이다.
리을을 하면서 살펴봐야 할 것이 있다.
첫째로 혀의 풀림이다. 리~~하고 발성할 때 혀가 입의 중간에서 잘 풀리는가? 아니면 좌측 우측 어느 쪽으로 치우쳐 있는가를 살펴본다.
경직된 쪽으로 잘 안 풀어진다. 그쪽이 안 좋은 쪽이다.
디귿에서 심폐 균형이 잡아지지 않았으면 리을이 잘되지 않는다.

또 미음에서 간 비장 균형이 잡혀 있지 않으면 리가 잘 내려오지 않는다.
혀가 풀어지면서 오른쪽으로 쏠리면 그쪽이 잘 풀어진다는 것이다.
그런 경우에는 경직된 쪽이 왼쪽이다. 심장이 안 좋은 것이다.
디귿은 잘 되는 쪽이 나쁜 쪽이고 리을은 안 풀어지는 쪽이 나쁜 것이다.
눈을 감고서 리~을~발성을 했을 때 혀가 비뚤어지게 풀어지면 리을의 경로가 기울어진 것처럼 느껴진다.
그러면 몸이 기울어진 것 같은 느낌이 들어서 자기도 모르게 반대쪽으로 힘을 주게 된다. 그런 사람은 평소에도 그런 자세를 유지한다.
그러다 보면 척추측만증이 생긴다.
척추측만증은 심장과 폐, 간과 비장, 그리고 신장의 균형이 깨져서 생기는 것이다.
리을 발성으로 검사하고 척수로운동(엄지발가락 운동)과 디귿 발성, 미음 발성, 비읍 발성을 병행하게 되면 웬만한 측만증은 다 교정된다.
심폐 균형이 깨어졌을 때 오른쪽 폐가 안 좋으면 그 부위에서 나온 냉기가 흉추 세네 번째 마디의 오른쪽 근육들을 경직시킨다.
그렇게 되면 그 부위에 흉추들이 오른쪽으로 당겨진다.
그러면 몸이 왼쪽으로 기울게 된다.
왼쪽으로 기운 몸을 전정척수로가 인식하면 오른쪽으로 세워서 균형을 맞추게 된다. 간이 나쁠 때는 흉추 여섯 번째 마디 오른쪽에서 똑같은 일이 벌어지고 오른쪽 신장이 안 좋을 때는 흉추 열한 번째 마디 오른쪽에서 똑같은 일이 일어난다.
그렇게 되면 피질과 적핵척수로가 기동되면서 몸의 구조를 그 상태로 고정시켜 버린다. 그 결과로 척추측만증이 생긴다.
척추측만증을 교정할 때는 발성으로 장부 균형을 잡아주고 척수로 운동을 통해 신경과 근육, 힘줄 균형을 잡아줘야 한다.
선천적인 것도 교정이 가능하다.
소아마비와 뇌성마비도 눈에 띌 만큼 교정된다.
오자다리 같은 경우는 발가락 운동으로 교정이 가능하다.
발의 아치 뼈와 아치 근육의 상태가 교정되면서 오자다리가 교정된다.
혀가 풀어지는 상태를 교정했으면 그다음엔 임맥 라인의 진동을 느껴본다.
혓바닥에서부터 가슴 정중앙선을 따라 회음까지 내려가는 것이 임맥 라인이다.
리~~하고 길게 발성하면서 임맥 라인의 진동이 잘 느껴지는지 살펴본다.
이때 임맥의 경로가 삐딱하게 느껴지면 안 된다.
발성의 경로가 기우는 것처럼 느껴질 때는 어느 부위가 그렇게 느껴지는지를 관찰한다. 심장 부위에서 기우는지 아니면 간, 비장 부근에서 기우는지 아니면 아랫배 부근에서 기우는지를 살펴본다.
그렇게 느껴지는 곳에서부터 장부 균형이 깨진 것이다.
간 비장의 균형이 깨어진 경우는 미음 발성으로 잡아준다.
하체 단전 부근에서 삐딱하게 느껴지면 비읍 발성으로 잡아준다.
심폐 균형이 깨진 경우에는 디귿으로 잡아준다.
이때 좌우 균형을 판단하는 근거가 혀가 풀어지는 상태이다.

혀가 풀어질 때 중간으로 풀어지지 않고 한쪽으로 치우쳐 있으면 경직된 쪽으로 집중 공략을 한다.
디글 발성은 반대로 해줘야 한다.
그런 다음 다시 리~~발성을 했을 때 혀의 풀어짐이 균등해지면 좌우 균형이 잡아진 것이다.
임맥의 경로는 백회에서부터 회음까지다.
리을 발성의 경로는 기역 발성의 경로보다는 몸통 안쪽으로 좀 더 들어가 있다.
기~~발성은 혀끝이 아래 이빨에 닿은 상태에서 발성을 하기 때문에 배 쪽으로 표출되어 있고 리~~발성은 혀끝이 이빨에 닿지 않기 때문에 안쪽으로 들어가 있다.
만약 임맥 라인의 진동이 안 느껴지는 경우에도 그쪽 경로에 이상이 있는 것이다.
그런 경우에도 그것이 회복될 때까지 반복해서 리을 발성을 해주도록 한다.

을~~발성을 할 때 회음에서부터 꼬리뼈를 타고 등줄기까지 올라가는 진동을 느껴 본다. 마찬가지로 진동이 안 느껴지는 부위에서는 이상이 있는 것이다.
심폐 균형이 깨졌을 때는 흉추 네 번째 마디에서 진동이 안 느껴진다.
다섯 번째 여섯 번째 마디에서 안 느껴지면 간 비장 균형이 깨어진 것이다.
열한 번째 마디에서 안 느껴지면 신장 균형이 깨어진 것이다.
을~~발성을 하면서는 리~~발성에서 인식했던 부분들을 재차 확인하면서 교정해 간다.

을 발성이 제대로 되면 명문의 선천 원기를 촉발시켜서 척추 순환을 함께 이룰 수 있다.

리을 발성은 골수의 전자 운동을 촉진시켜 주고 뇌하수체와 송과체의 균형을 잡아준다.

숨이 짧은 사람은 리~ 하고 을~ 을 나누어서 해도 된다. 그러다가 호흡이 길어지면 리와 을을 같이 붙여서 한다.

골수의 전자 운동이 촉진되면 인체 자기장이 넓어진다. 그 결과로 바이러스에 대한 면역력이 증장되고 자연과 교감할 수 있는 역량이 갖춰진다.

뇌하수체와 송과체의 균형이 잡히면 인체 내에서 분비되는 호르몬 균형이 잡아진다. 또한 무의식과 표면의식 간에 정보 교환이 원활하게 이루어져서 기억력이 좋아진다. 정서적으로도 지극히 안정된다.

* 미음 발성법

미음 발성은 입술 떨림을 활용한 발성이다.
미~~하고 길게 발성해 본다.
그러면서 입술 꼬리의 진동을 느껴본다.
그다음엔 양쪽 볼 옆으로 타고 가면서 진동을 느껴본다.

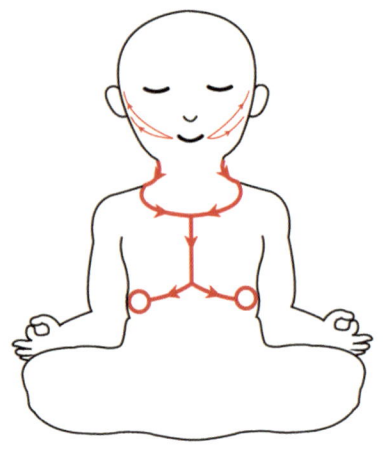

<미음 발성1>

입술 꼬리 진동이 안 느껴지면 안면신경에 이상이 있는 것이고 볼 진동이 안 느껴지면 뇌혈관이 막힌 것이다.
그런 경우에는 진동이 안 느껴지는 쪽의 이빨, 코, 눈, 귀 등에 질병이 생긴다.
미음 발성을 통해 그런 증상들을 교정할 수 있다.
진동이 안 느껴지는 쪽 볼때기에 손바닥을 댄다. 양쪽 다 안 느껴지면 양손으로 볼때기를 살포시 감싼다. 그리고 길게 미~ 발성을 해준다. 그렇게 미 발성을 하면서 입술 꼬리 진동과 볼 진동이 느껴지면 안면신경과 뇌혈관이 교정된 것이다.
입술 꼬리와 볼 진동이 잘 느껴지면 이번에는 미~~하고 길게 발성하면서 양쪽 측두엽 쪽에 떨림을 느껴본다.
양쪽 진동이 다 느껴지지 않으면 이미 건망증이 심하게 온 것이고 치매가 올 가능성이 있다.
아이들이 그런 경우라면 좌뇌, 우뇌 쪽의 피질 세포들이 재생력이 떨어져 있는 것이다. 그런 상태에서 학습을 하게 되면 집중도 안 되고 기억도 안 된다.
측두엽을 교정할 때는 양 손가락 끝을 살포시 측두엽에 올려놓고 미음 발성을 한다.
그러면서 손끝이 맞닿아 있는 측두엽의 진동을 느껴 본다.
점차로 진동이 느껴지면서 측두엽이 교정된다.

측두엽의 진동이 원활하게 느껴지면 이번에는 양쪽 옆구리 진동을 느껴본다.
같은 방법으로 길게 미 발성을 하면서 양쪽 옆구리 상태를 살펴보는 것이다.
옆구리 진동이 안 느껴지면 그 부위에 감각신경이 훼손된 것이다.
이는 간과 비장에서 나오는 냉기가 원인이다.
때로는 통증이 느껴지기도 한다.
뻐근한 느낌으로 통증이 느껴지는데 이런 경우도 간과 비장에 문제가 생긴 것이다. 이렇게 되면 어른 같은 경우는 피질 세포의 재생이 원활하게 이루어지지 못해서 건망증이나 치매가 올 수 있다.
아이들 같은 경우는 정서적으로 불안정한 상태가 된다.
옆구리 진동이 안 느껴질 때는 양쪽 손바닥을 양쪽 옆구리에 댄다.
그런 다음 미음 발성을 한다.
그 상태를 반복하다 보면 옆구리 진동이 살아난다.

모든 경로에서 진동이 원활하게 느껴지면 다음과 같은 순서대로 미음 발성을 해본다.

1. 나선 호흡으로 숨을 시상까지 들이쉬고
2. 입술 꼬리 진동을 교뇌까지 끌고 가고
3. 교뇌에서 몽롱한 의식이 생겨났을 때, 미주신경의 경로를 따라서 옆구리로 끌고 와서 간 비장을 울려주고
4. 옆구리 진동을 양쪽 측두엽으로 끌고 가고
5. 그리고 난 뒤에 음! 하고 입술을 닫아준다.

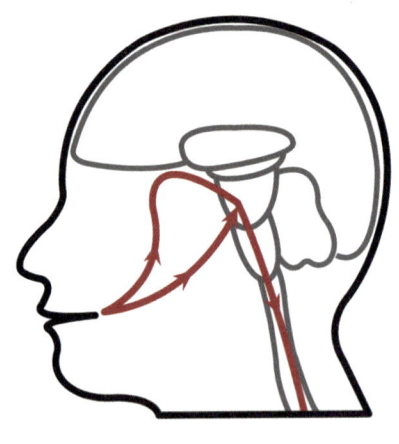

<미음 발성2>

이 과정을 모두 한 호흡에 할 수 있도록 숙달시켜야 한다. 검사할 때는 부위별로 따로따로 하지만 교정을 할 때는 한 호

흡으로 연결해서 해야 된다.
비장이 하는 역할이 있다.

1. 세포의 문을 여는 단백질을 생성한다.
2. 근육의 형성과 근육운동에 관여한다.
3. 췌장을 활용해서 소화액을 만들고 분비한다.
4. 면역성을 담당한다.
5. 몸의 온도를 조절한다.
6. 촉각 활동에 관여한다.

간 비장의 균형이 깨어지면 비장의 역할들이 원활하게 이루어지지 못한다.
생각을 잘 못하게 되고 근육의 힘이 약해지고 소화력 떨어지고 온도 조절이 안 되고 촉각에 과민하게 되는 것이다.
생각을 잘 못한다는 것은 신경 세포들이 침체되어 있는 것이다.
세포 활동이 둔화되면 외부정보를 받아들이려고 하지 않기 때문에 짜증이 나고 귀찮아진다.

대부분의 부모님들은 자녀의 장부와 신경이 어떤 상태인지 잘 알지 못한다.
그것을 검사할 수 있는 방법이 없기 때문이다.
하지만 미음 발성을 해보면 그 상태를 알 수가 있다. 그러면서 교정도 함께 한다.
자음 발성을 활용한 진단체계를 적용해서 아이의 상태를 정확하게 진단할 수 있다면 아이로 하여금 최적의 학습을 할 수 있는 조건을 만들어 줄 수 있다.

그렇게 되면 짧은 노력으로도 많은 성취를 이루게 된다.
뇌 균형이 깨어져 있으면 기존에 갖고 있던 지식 기반과 외부에서 들어오는 정보가 서로 만나지 못한다. 아무리 천재라고 해도 그런 상황에서는 공부가 되지 않는다.
그러다 보니 편협되기 시작한다.
즐겁고 재밌고 잘 되는 것만 추구해서 결국엔 통합적 사고를 할 수 없게 된다.
미음 발성을 마무리할 때는 가슴에서 음! 하고 짧게 발음한다. 호흡이 짧으면 기역, 니은 발성을 많이 해준다.

* **비읍 발성법**

미발성은 입술을 댔다가 살짝 떼면서 미~~하고 발성하고 비발성은 입술을 댔다가 불어 내듯이 떼면서 비~~하고 발성한다.

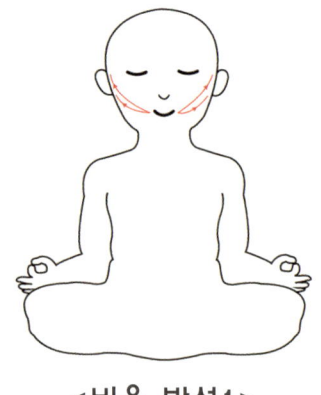

\<비읍 발성1\>

그 다음에 입술 꼬리를 타고 안면신경과 삼차신경의 경로를 따라 교뇌로 들어간다.
교뇌에서는 목줄기를 타고 어깨로 내려간다.
어깨에서 양 팔로 내려가는 진동을 느껴보고 다시 어깨에서 양쪽 등줄기를 타고 신장까지 내려간다.

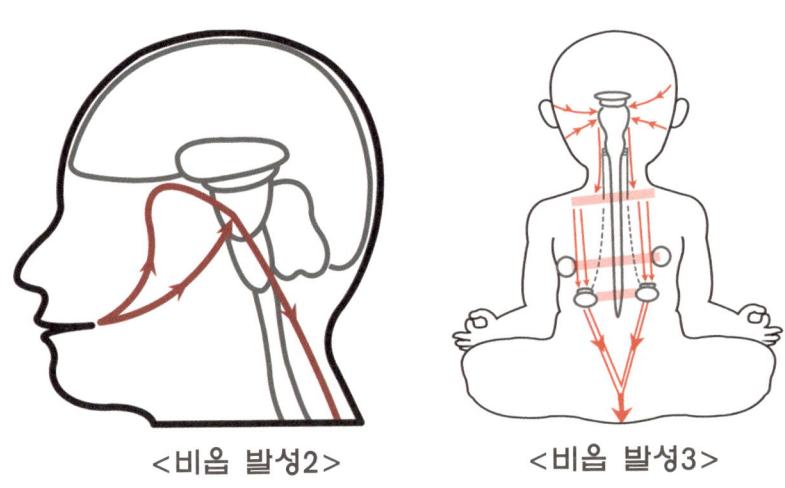

<비읍 발성2>   <비읍 발성3>

어깨에서 등줄기를 타고 발성의 진동이 신장으로 내려올 때, 양쪽 어깨를 걸치고 있던 작대기가 등줄기를 타고 내려온다고 상상한다.
신장의 중추점은 흉추 11번째 마디이다. 그 자리까지 작대기가 내려온다.
작대기가 신장의 중추점에 걸리면 비~~의 진동으로 양쪽 신장이 울리는 것을 지켜본다. 그러다가 호흡에 여유가 있으면 양쪽 신장의 진동을 꼬리뼈에서 만나도록 하고 꼬리뼈 끝으로 진동이 빠져나가도록 한다.

끝날 때는 읍! 하고 짧게 끊어준다.
읍! 하면서는 옆구리를 조이면서 췌장하고 담을 연결해 준다고 생각한다.
신장이 안 좋은 사람은 비읍 발성 자체가 안 된다.
비~~ 하다가 발성이 딱 끊어진다.
비 소리가 안 나오면 신장 자리에다 손등을 얹어놓고 하면 된다.
뒷짐을 진 상태에서 비 발성을 시키는 것이다.
자기 신장이 어떤 상태인지 비 발성을 해보기 전에는 알 수가 없다.
신장이 안 좋은 사람들은 만성적인 피로에 시달린다.
만성 피로가 누적되면 최악의 경우 신부전증이 된다.
감정적으로는 외로움이 많다.
가슴은 진정이 안 되고 항상 설레임이 있다.
비~~할 때 바이브레이션이 일어나도 신장이 안 좋은 것이다.
비읍 발성을 통해 교뇌와 연수 쪽에 걸려 있는 과부하들을 어깨로 해서 팔 쪽으로 빼낼 수 있다.
어깨 아픈 것도 같은 방법으로 해소한다.
비~~ 진동을 꼬리뼈 끝까지 끌고 가서 땅속으로 들어간다고 생각하면 꼬리뼈 쪽의 탁기들이 빠져나간다.
신장이 두 개인 이유는 간과 비장의 균형을 유지시켜 주기 위해서다.
때문에 비 발성으로 신장이 치유되면 간과 비장의 균형이 더욱더 공고해진다.

비 발성도 마무리할 때는 읍! 하고 짧게 끊어 준다.
읍! 할 때는 옆구리를 조여주면서 간 비장을 함께 자극해 준다.
그렇게 되면 췌장과 담이 함께 자극받아서 소화 기능이 좋아진다.
기역, 니은, 디귿, 미음, 비읍.
이 자음 들은 자율신경의 상태와 장부 상태를 더불어서 진단할 수 있는 방법이다.
때문에 이 자음들만 활용해도 질병의 상태를 진단하고 치료할 수 있다.
나중에 이응이나 지읒, 키읔이나 티읕, 히읗이나 피읖 등을 배우게 되면 중추신경을 영역별로 자극해서 치료 범위를 넓혀 줄 수 있다.

근기에 따라 자음 발성을 세팅해줄 수 있어야 한다.

교뇌, 연수가 경직되어서 신경전달물질이 원활하게 생성되지 않으면 그때에는 나선 호흡을 하면서 기역 발성과 니은 발성을 해줘야 한다.
호흡과 자음 발성이 병행되면 치료의 속도가 비약적으로 빨라진다.
그 과정에서 뇌세포의 활동이 활성화된다.
나선 호흡으로 뇌세포를 억제시켜 놓았다가 발성으로 자극하면 그때 뇌세포가 갖고 있는 정보들이 연합령으로 방출된다.
이렇게 되면 안 떠오르던 기억도 떠오르게 된다.
예전에 풀어본 문제인데도 생각이 나지 않아서 못 푸는 수학 문제가 있다.

그런 경우 나선 호흡만 시켜도 그 문제를 풀 수 있게 된다.
중학교 1학년에 다니는 아이가 있었다.
시험을 보면 어떤 과목이던 80점 이상 맞은 적이 없던 아이였다.
50점 맞고도 엄청 잘 맞았다고 자랑하고 항상 20점, 30점 수준이었다.
초등학교 때 중학교 수학까지 다 풀었던 실력인데 왜 시험을 못 보냐고 물었더니 공부를 안 하기도 했지만 시간이 없어서 못 푼다는 것이다.
시험 보는 속도가 느린 것이다.
저 혼자 풀라고 하면 다 풀 수 있다고 했다.
그래서 나선 호흡과 문자관을 가르쳤다.
그랬더니 그 뒤로 수학시험에서 한 문제만 틀려서 왔다.
시험지를 앞에 놓고 나선 호흡을 했더니 문제를 어떻게 풀어야 할지 그 방향이 보이더라는 것이다.

신경 전환이 빨리 이루어져서 그렇게 된 것이다.
순발력이 부족한 사람에게는 아주 유용하게 쓰여질 수 있는 방법이다.
그런 능력을 키워 주려면 좀 더 오랜 시간 동안 세타파에 머물 수 있는 조건을 만들어 줘야 한다.
발성과 나선 호흡을 꾸준하게 수련하면 그런 능력이 배양된다.
세타파 상태에서 갖추게 되는 인식 체계나 기억 체계나 표현 체계는 베타파 상태보다 세배 뛰어나다.
그런 조건을 만들어 주는 것은 여러 자음 중에 어떤 자음을 활용해도 된다.

하지만 그 사람의 몸 상태에 맞게 세팅해 줄 수 있어야 한다.
 그러려면 자음 발성에 대한 기본 원리를 숙지하고 정확하게 발성이 되는지 안 되는지를 구분할 수 있어야 한다.
만약 발성이 제대로 안 되면 그것을 교정해 줄 수 있는 방향을 제시해 줘야 한다.

* 시옷 발성법

시옷 발성은 이빨 소리이다.
입술을 살짝 벌리고 앞 이빨을 자극하면서 시~~하고 길게 발성한다.

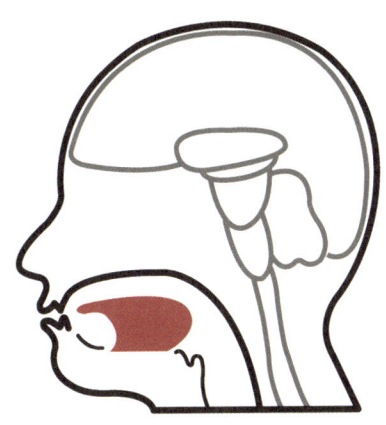

<시옷 발성1>

좀 더 강하게 시~~이~~옷! 할 수도 있다.
쉬~ 하고 소리를 내면 소변이 마려워진다.
왜 그렇게 될까?
연수 중간쯤에 3차신경 척수핵이 있다.
3차신경은 이빨로 들어가는 신경이다.
하악으로 와서 아래 이빨로 들어가고 상악으로 와서 위 이빨로 들어간다.
3차신경은 4개의 신경핵이 있다.
그중 척수핵이 연수에 있다.
척수핵 경로가 꼬리뼈 영역의 부교감신경과 연결되어 있다.
꼬리뼈에서 방광하고 전립선으로 들어가는 부교감신경이 척수핵과 연결된다.
방광의 부교감신경은 방광을 수축시키는 역할을 한다.
그래서 시~~ 하고 이빨을 자극해 주면 3차신경이 자극되면서 꼬리뼈 부교감신경이 자극을 받는다.
그러면 방광이 수축되면서 오줌이 마렵게 된다.
그냥 그 시~ 소리를 듣는 것만으로도 자극을 받는다.
시옷 발성은 명문에서부터 요추까지, 방광, 직장, 전립선, 성선, 자궁 쪽으로 들어가는 부교감신경을 전체적으로 자극해 준다.
발성을 통해서는 부교감신경을 자극하고 호흡을 통해서는 교감신경을 자극한다.

시~~~하면서 아랫배를 최대한 집어넣는다.
다시 배를 내밀 때는 들이밀었던 배를 팅~! 하고 튕겨준다.
시~~하다가 옷! 할 때 혓바닥을 입천장에 붙이면서 아랫배를 튕겨준다.

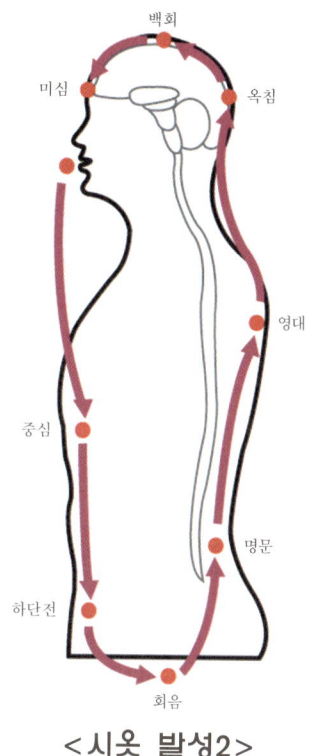

<시옷 발성2>

그 과정에서 방광하고 자궁으로 들어가는 아랫배 신경들이 강한 자극을 받는다.
골반이 조여지고 당겨지면서 교감신경이 자극을 받고 발성을 통해 부교감신경이 자극받는다.
자궁 근종이나 물혹 같은 질환들을 치료하기 위해서 필요한 발성이 리을 발성, 시옷 발성, 니은 발성이다.
이 세 가지 발성이 합쳐지면 자궁 쪽 질환들을 해소하는데 상당한 도움을 준다.
교감신경이 자극되면서 생겨나는 열기로 그 부위에 냉기를 몰아내고, 부교감신경을 자극해서 신경전달체계를 살려낸다.
그렇게 되면 뇌하수체와 송과체가 그쪽 정보를 인식하게 된다.

니은은 부드러운 발성으로 등 쪽을 자극해서 꼬리뼈로 내려오도록 하는 것이고 시옷은 강하게 자극해서 신경과 근육을 압박해 주는 효과가 있다.
리을은 기운을 돌려주고 순환시켜 주는 효과가 있다.
요실금도 시옷으로 치료된다.

시옷 발성의 기법과 경로에 대한 세부적인 설명이다.
손을 아랫배에 댄다.
천천히 나선 호흡으로 시상까지 들이쉰다.
시~~ 하면서 배가 점점 들어가면서 골반이 당겨지고 꼬리뼈 쪽에서 열기가 확 하고 일어나서 등 쪽으로 올라가는 것을 느낀다.
시~~ 할 때도 이빨 사이로 빠져나오는 바람의 느낌이 살아 있어야 한다.
시가 이가 되어서 바람의 느낌이 죽으면 안 된다.
시~~ 할 때 이빨의 진동이 배를 타고 내려와서 회음으로 가게 한다.
그런 다음 꼬리뼈를 타고 척추를 따라 백회까지 올라가서 미심으로 내려온다.
영어 C자를 거꾸로 생각해 보면 된다.
옷! 할 때는 혀를 입천장에 붙이면서 배를 팅~하고 튕겨준다.

이빨 사이 진동은 앞쪽 윗니 아랫니 사이에서 느껴야 한다.
시~~ 하는 진동이 방광까지 연결되는지 정확하게 관찰하고
웃! 하면서도 아랫배가 튕겨지는 것을 정확하게 인식해야 한다.
꼬리뼈 쪽에서부터 열기가 일어나서 등줄기를 타고 머리까지 올라가는 것이 느껴지면 시옷 발성이 제대로 된 것이다.
충치를 없애 줄 수도 있고 축농증, 비염, 아토피까지 치료가 된다.
야뇨증이 있는 아이는 자기 전에 시켜주면 좋다.

옛날에 아기들 오줌 싸면 체 씌워서 소금 얻어 오라고 보냈는데 그것이 시옷과 똑같은 동작이다.
체의 머리가 미심에 걸리면 방광경을 당겨준다.
인사하려고 숙이면 체 끝이 꼬리뼈 쪽을 쓸어주게 된다.
그 동작에서 미심과 꼬리뼈를 같이 자극해 주고 그것이 시옷과 같은 효과를 내도록 했다.

* 이응 발성법

이응 발성법은 네 종류가 있다.
중심 이응, 중극 이응, 후두 이응, 중간기둥 이응이 바로 그것이다.

- 중심 이응

혀를 입 중간에 놓고 이~~ 발성을 하는데
혀끝이 이빨에 닿아서도 안 되고 입 바닥에 닿아서도 안 된다.
이~~ 하면서 명치 주위, 가슴 주위가 울리도록 해준다.
그리고 숨이 다하면 '응!' 하고 딱 끊어준다.

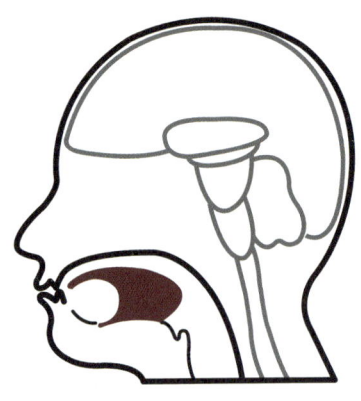

<중심 이응1>

가슴이 이~~ 하는 진동으로 울리는 것을 느낀다.
이응이 끝난 다음이나 이응이 진행되는 동안에 가슴 상태를 지켜본다.
편안하면 중심이 세워진 것이다.

가슴 바닥에서 중심을 세우는 방법은 뒤에 옴자 발성법에서 상세하게 다뤄진다.

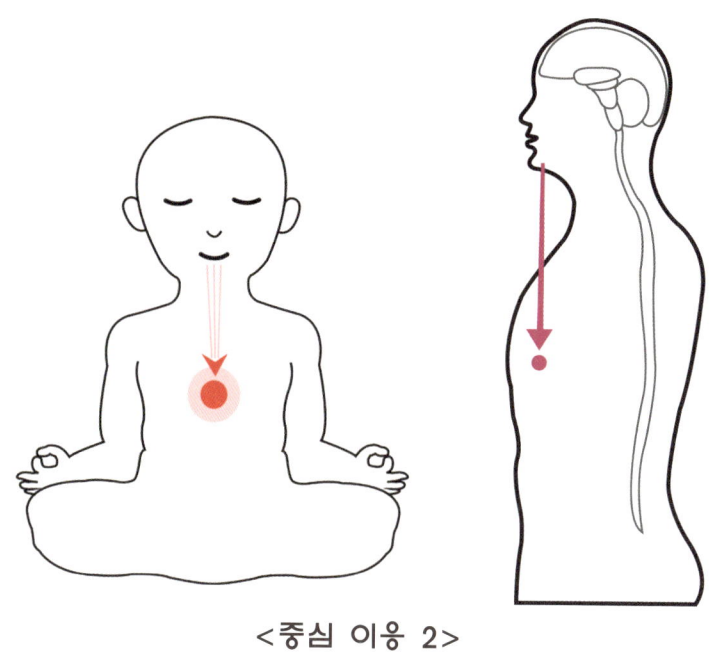

<중심 이응 2>

이응 발성을 할 때 중심에서 나타나는 증상들이 있다.
그 증상을 놓고 상대를 진단한다.
평소에는 안 나타나던 증상들도 이응을 하다 보면 나타난다.
간 비장의 상태뿐 아니라 나머지 오장육부 전체의 상태가 중심에서 나타난다.
특히 장부의 부정적인 상태가 드러난다.
중심 자리가 뻐근하게 아프면 심장이 안 좋은 것이다.

중심 자리가 바늘로 콕콕콕 찌르듯이 아프면 폐가 안 좋은 것이다.
답답하면 위장이 안 좋은 것이다.
더부룩하면 소장이 안 좋은 것이다.
예민하고 까탈스럽고 진정이 안 되면 대장이 안 좋은 것이다.
조급한 마음이 일어나면 방광이 안 좋은 것이다.
불안하면 담이 좋지 않은 것이다.
미슥거리면 비장이 좋지 않은 것이다.
울렁거리면 간이 좋지 않은 것이다.
설레면 신장이 좋지 않은 것이다.
빙글빙글 돌면서 속이 미슥거리거나 울렁거리면 외부의식이 들어와 있는 것이다.
장부의 부정성이 다스려지지 않으면 중심이 세워지지 못한다. 때문에 중심 보기를 하면서 드러나는 부정적인 현상들은 그때그때 제도해 주어야 한다.
장부의 부정성이 다스려지고 중심의 편안함이 지속되면 중심이 세워진 것이다.
중심 이음을 통해 중심을 세우는 것과 중심을 제도하는 것이 함께 이루어진다.
중심 이음을 하면서 자신의 장부 상태를 알 수도 있고 상대와 일치해서 상대의 상태를 느낄 수도 있다.
중심을 통해 상대의 상태를 아는 것이 심진법이다.
중심을 활용할 줄 알면 자기 몸을 들여다보면서 자기진단을 할 수 있다.

- 중극 이응

중극은 영대에서 배 쪽으로 약 5센티 정도 들어온 자리이다.
영대는 흉추 다섯째 마디에서 여섯째 마디 사이에 위치한 독맥의 혈점이다.
중극 자리는 배 쪽으로 들어오는 여러 갈래의 교감신경이 시작되는 부위이다.
특히 심장으로 들어오는 교감신경과 간 비장으로 들어가는 교감신경이 시작되는 자리이다.
중극을 발성으로 자극하면 아드레날린 분비가 촉진되면서 교감신경이 항진된다.
중극 이응의 발성은 혀뿌리를 목젖 앞쪽으로 바짝 당긴 상태에서 이루어진다.
이~~ 하고 길게 발성하면서 목젖 앞쪽의 입천장을 울려준다.
그런 다음 입천장의 떨림이 연수를 자극하고 척수를 따라 내려와서 중극을 자극하도록 한다.

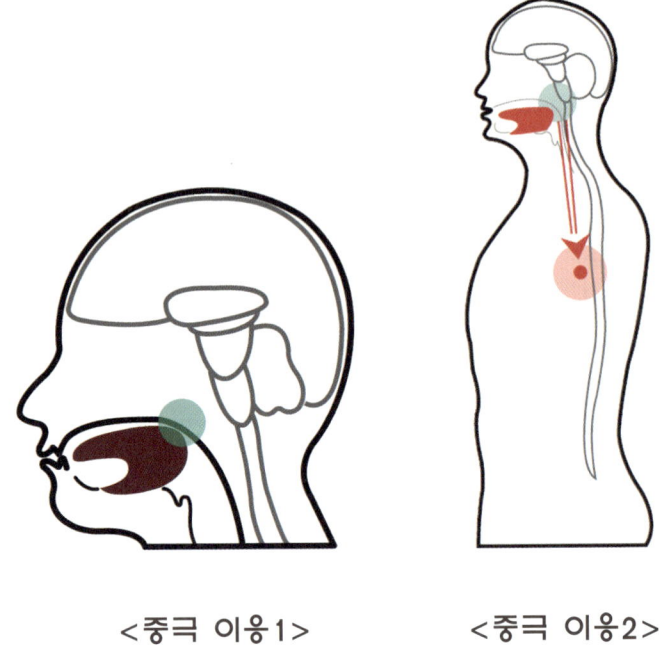

<중극 이응1>　　　　<중극 이응2>

중극의 자극이 느껴지면 호흡이 다할 때까지 이~~발성을 하다가 응! 하고 짧게 끊어 준다.
그렇게 하다 보면 어느 때부터 중극 자리에서 후끈한 열기가 느껴진다.
그때의 열기는 교감신경이 자극을 받아서 생겨나는 것이다.
중극을 지속적으로 자극하면 아드레날린이 분비되면서 교감신경이 항진된다.
이 과정에서 생겨난 열기는 척추와 척수 영역의 냉기를 몸 밖으로 밀어내고 중심을 진보시키며 일치된 의식을 제도하는 데 쓰인다.

중극이 세워지면 선천기를 활용해서 중심을 열고 닫는 것을 임의롭게 조절할 수 있다.
그 상태가 되면 중심의 진보가 세 단계 이루어진 것이다.

- 후두 각성 이응

후두 각성 이응은 소뇌다리를 자극하는 발성법이다.
소뇌는 교뇌와 세 개의 다리로 연결이 되어 있다.
중추신경계에서 소뇌의 기능은 대단히 중요하다.
해마체가 기억을 담당한다면 소뇌는 기억된 것이 유전적 형질로 전환되도록 하는 역할을 한다.
소뇌는 스스로가 필요없다고 판단되는 정보는 모두 지운다.
반면에 필요하다고 판단되는 정보는 유전적 형질로 기록한다.
소뇌가 꼭 필요하다고 느끼는 정보는 좌뇌와 우뇌가 통합적으로 쓰이고 해마체와 편도체가 동시에 자극을 받고 뇌하수체와 송과체가 균형을 이룬 상태에서 인식한 정보이다.
그중에 어느 한 가지 조건이라도 불충분하게 갖춰져 있으면 소뇌는 그것을 지워야 되는 정보라고 판단한다.

소뇌 다리가 세 개가 있는 이유가 있다.
첫째 소뇌다리는 소뇌의 정보가 중뇌로 나가는 통로이다.
소뇌에서 시작된 신경섬유가 첫째 소뇌다리를 형성하고 중뇌 적핵에서 끝난다.
중뇌의 적핵 영역은 적핵척수로, 눈돌림 신경핵, 도르래 신경핵, 시상 아래핵, 그물핵, 삼차신경 중뇌핵, 주감각핵의 위 끝

부분과 연결되어 있다. 때문에 소뇌는 첫째 소뇌다리를 통해 그 전체 영역을 관장한다.

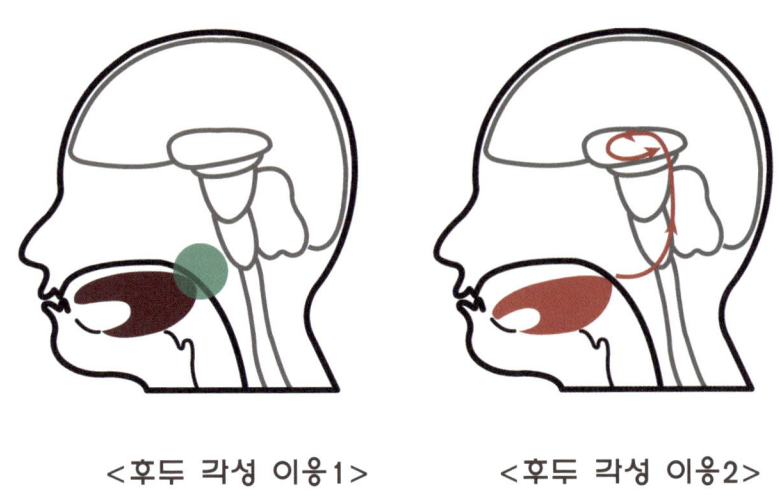

<후두 각성 이응1>   <후두 각성 이응2>

두 번째 소뇌다리는 광범위하게 대뇌, 교뇌, 소뇌 간의 연결을 이룬다.
특히 대뇌피질과 교뇌의 신경섬유들이 교뇌핵 주변에서 접합을 이루고 소뇌로 들어간다.
맨 밑에 있는 세 번째 소뇌다리는 연수나 척수의 정보들이 전달되는 통로이다.
소뇌는 이 세 영역을 나누어서 관장하는 기능을 갖고 있다.
그리고 그 세 영역에서 유입되는 정보를 규합해서 진짜 필요한 정보라고 판단되는 것은 유전적 형질로 저장하고 그렇지 않은 것은 지워버린다.

소뇌는 기억을 지우는 지우개이면서도, 유전적 형질을 저장하는 창고이다.
인식한 정보가 소뇌다리를 전체적으로 건드릴 수 있는 조건을 만들어준다면 그 정보는 유전적 형질로 남아있게 된다.

후두 이응으로 이~~ 응! 하고 소뇌다리를 자극해 주면 소뇌다리를 이루고 있는 신경세포들이 부풀어 오르기 시작한다.
그때 소뇌의 푸르키네 세포가 따라서 흥분한다.
그 과정에서 인식하고 기억하고 떠올리는 정보들이 소뇌로 유입될 수 있는 조건이 만들어진다.
후두 이응을 반복적으로 해주면 소뇌다리의 신경전달 도로가 넓어진다.
그렇게 되면 좀 더 많은 정보들을 유전적 형질로 바꿀 수 있게 된다.
본성과 각성의 상태를 소뇌가 유전적 형질로 기억하게 되면 깨달음을 지속할 수 있는 조건이 되고, 학습을 통해 습득한 지식을 소뇌가 유전적 형질로 기억하게 되면 시간이 흘러도 잊어버리지 않게 된다.
애써 집중해서 공부하는 사람과 즐겁게 공부하는 사람 중에 어떤 사람이 공부를 더 잘할까?
아무리 집중해서 공부해도 즐겁게 공부하는 사람을 따라 가지 못한다.
재미있게 본 영화는 그 내용을 잊어버리지 않는다. 외우려고 하지 않아도 저절로 다 외워져 있다.
재밌게 공부하는 사람이 그렇다.
인식하고 기억된 정보들이 서로 만나서 대뇌연합령으로 표출되면서 자기 표현이 이루어진다. 그 표현이 재미있고 아름다우면 소뇌는 저절로 그 상황을 기억한다.
그냥 기억해라 하면 못하는데 노래로 만들어서 기억하라고 하면 다 기억한다.
즐겁기 때문에 그런 것이다.

후두 이응의 이~~발성은 목젖 위쪽 부위로 파고드는 소리이다.
키읔 발성과 티읕 발성을 했으면 소뇌 영역에 대한 지각력이 갖춰져 있다.
격! 하고 뒤통수를 울린 다음에 후두 이응을 한다.
이때 뒤통수는 울리지 않아야 하고 소뇌다리로 파고드는 발성의 느낌은 명백하게 살아 있어야 한다.
ㄱ 발성에서 도넛을 인식하는 것이 대뇌변연계를 통합적으로 활용하기 위한 목적이 있다면 후두 이응으로 소뇌다리를 자극하는 것은 그렇게 통합적으로 인식한 정보를 유전적 형질로 기록하기 위한 목적이 있다. 대단히 중요한 과정이다.

- 중간 기둥 이응

중간 기둥 이응은 뇌척수액의 에너지를 표출시키기 위한 방법이다.
혀 뒤쪽 부위를 입천장 중간 부분에 당겨서 붙이고 이~~ 발성을 길게 하면서 직접 시상을 자극한다.
그런 다음 제3뇌실이 미세하게 진동하는 것을 느껴 본다.
뇌 척수액이 진동하게 되면 강력한 선천기가 촉발된다.

중간 기둥 이응은 뇌와 척수를 전체적으로 자극하는 발성법이다. 모든 자음 발성 중에 중추신경 전체를 자극할 수 있는 유일한 발성법이 중간 기둥 이응이다.

중간 기둥 이응을 하게 되면 뇌와 척수 영역에 내재되어 있던 문제점들이 총체적으로 드러난다.

중풍이나 바이러스 그 밖의 원인으로 생겨난 머리 쪽 질환들이 모두 다 드러난다. 중간 기둥 이응을 통해 표출된 선천기는 인체 재생인자가 활동할 수 있는 에너지원이다.

때문에 중추 신경을 재생하는 것은 물론이고 장부와 뼈에 이르기까지 광범위한 영역에 영향을 미친다.

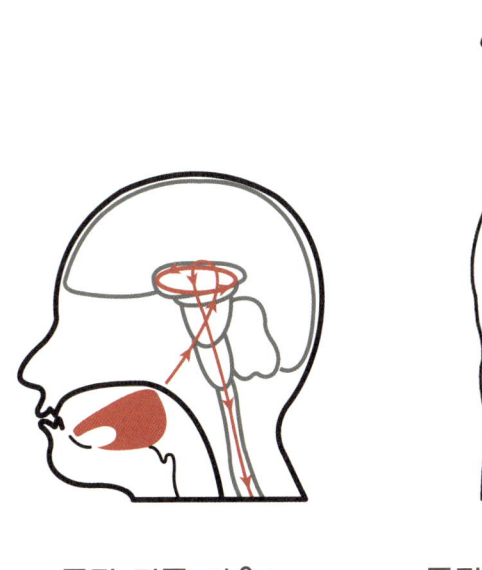

\<중간 기둥 이응1\>   \<중간 기둥 이응2\>

중간 기둥이란 중추신경의 세 기점을 연결했을 때 만들어지는 구조물이다.
시상에 세워지는 '중황'과 흉추 다섯째 마디 앞쪽에 세워지는 '중극' 그리고 요추 둘째 마디 아래쪽 척수 말단에 세워지는 '황정'이 중간 기둥을 이루는 세 기점이다.
뇌척수액이 진동하면서 표출되는 선천기가 중간 기둥의 기점을 자극하게 되면 생명이 갖고 있는 비밀의 문이 열리게 된다.

* 지읒 발성법

ㅈ 발성법과 무념주 호흡

지읒 발성으로 무념 상태가 되는 것은 발성의 진동으로 인해서이다.
지읒 발성은 혀의 떨림을 활용해서 미세진동을 일으키고 그 진동으로 시상을 자극하는 방법이다.
미세진동으로 시상을 자극해 주면 뇌파가 일정해진다.
혀의 중간을 구부려서 입천장 가까이 댄다.
그리고 지~~~ 하는 진동이 일어나서 시상을 울리도록 한다.
그때 시상의 울림이 백회까지 전달되도록 한다.
마무리할 때는 읒! 하고 짧게 끊어준다.
이때 혀가 입천장에 닿으면 안 되고 아랫니에 닿아도 안 된다.
읒! 한 다음에는 머릿속에서 아무 생각이 일어나지 않는 것을 주시한다.

똑같은 정보가 반복적으로 간뇌를 자극하면 뇌세포들이 문을 닫는다.
세포가 문을 닫으면 뇌파가 안정된다.
이 상태가 무념 상태이다.
똑같은 정보가 반복적으로 들어오면 재미가 없기 때문에 도파민 분비가 일어나지 않는다.
그러다가 뭔가 변화가 생겨나면 다시 도파민이 분비되면서 세포가 문을 연다.
이때 변화의 요인으로 작용하는 것이 호흡과 발성이다.
지~~~읏! 하고 나서 무념 상태가 조장되었으면 숨을 들이쉬면서 지름 3센티 정도 되는 원판이 백회에서 시상까지 내려온다고 생각한다.
천천히 숨을 빨아들이면서 두정부의 피질척수로를 자극하고 시상까지 그 자극이 이어지도록 한다.
이것이 '무념주 호흡'이다.

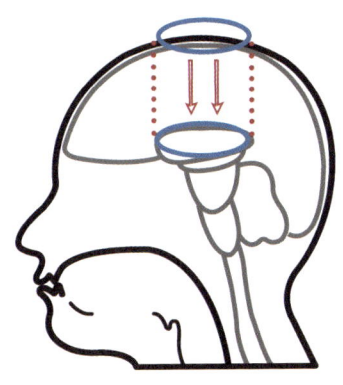

<무념주 호흡>

피질척수로가 호흡의 미세 감각을 통해서 자극을 받게 되면 신경 억제물질이 생성된다.
그렇게 되면 신경세포들이 문을 닫는다.
백회에서부터 시상까지 호흡이 빨려들어오는 느낌이 처음에는 잘 느껴지지가 않는다.
그런데 자꾸 하다 보면 느낌이 살아난다.
숨을 내쉴 때는 시상에서 백회까지 밀고 올라가는 느낌이 생겨나고 들이쉴 때는 백회에서 시상까지 쑥 하고 빨려 들어오는 느낌이 생겨난다.
두정부의 피질척수로가 외부 자극에 노출되면 멜라토닌이 분비된다.
외부 자극에 저항하는 신경전달물질이 분비되는 것이다. 햇빛을 쪼여도 멜라토닌 분비가 일어난다. 그래서 피부가 검은색으로 변하면서 햇빛에 저항하게 된다.
햇빛의 광자가 피부세포를 때려서 전자가 튕겨져 나가면 세포 내 분자 균형이 깨어진다. 그때 튕겨나간 전자를 대체하기 위해서 세포 내에 전자이동이 일어난다.
이 과정에서 세포가 훼손된다. 그것을 막기 위해 신경 활동이 촉발된다.
이런 경우를 피질 세포가 자각하면 세포의 훼손이 대뇌 기저 쪽으로 이어지지 않게 하기 위해 신경 억제 물질을 분비한다.
이때 분비되는 신경 억제 물질이 '가바'이다.
멜라토닌이나 가바는 피질척수로가 인체를 방어하기 위해 활용하는 신경 억제 물질이다.
무념주 호흡을 할 때에도 마찬가지이다.
숨을 빨아들이면서 백회를 자극하면 피질척수로는 그 감각을 저항해야 할 대상이라고 판단한다.
그래서 그 감각에 저항하기 위해 신경 억제 물질을 분비한다.
그 결과로 두정부 피질과 시상 사이에서 마비된 느낌이 기둥처럼 생긴다.
그것을 무념주라 한다.
무념주가 세워지면 깊은 세타파에 들어간다.
지읒 발성과 무념주를 병행하면 무념에 대한 각성이 극대화된다.
그 결과로 뇌세포가 무념 상태를 즐겁게 인식하게 된다.

지읒 발성은 혀의 중간을 이용해서 입천장을 울려주고 그 울림으로 시상을 자극하는 방법이다.
지 발성은 간뇌 영역의 신경을 억제하는 소리이다.
지~~소리의 파동이 반복되면 뇌세포들이 그 상태를 거부한다.
그래서 신경 억제물질을 분비하고 세포의 문을 닫아버린다.
백회에서 빨아들인 호흡을 시상까지 내려오도록 하고 그 상태에서 지읒을 병행하면 가장 빠른 시간 안에 무념에 들어간다.
지읒 발성은 뇌세포에게는 지루한 소리지만 생명에게는 성스러운 소리이다.
심식의에 치우치지 않는 무념을 만들어 내는 소리이기 때문이다.
지읒은 머리를 비워내는 소리이다.
무념주 호흡과 지읒을 병행하면 정보를 떠올리고 재인식하는 역량이 극대화된다.
그러면서 각성도 투철해진다.

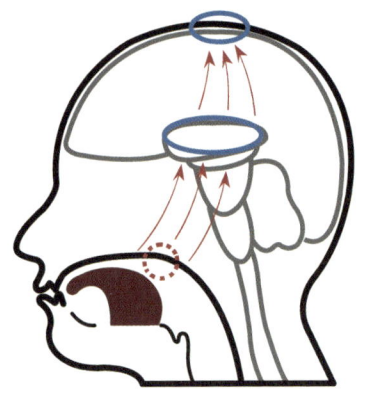

<지읒 발성>

* **치읒 발성법**

치읒은 시상과 백회를 강하게 때려주는 소리이다.
시상과 백회 영역의 신경세포들에게 강한 충격을 주는 것이다.
방만한 신경세포들, 놀기 좋아하고 도파민만 좋아하고 재밌는 것만 좋아하는 신경세포들에게 충격을 줘서 정신 차려! 하는 것이다.
그래서 순간 긴장을 시켜준다.
발성을 할 때는 혀 뒤쪽의 혀뿌리를 입천장에 붙인다.
백회에서부터 혀뿌리까지 천천히 숨을 들이쉰다.
그런 다음 호흡을 끊은 상태에서 짧고 강하게 첫! 하고 발성한다.

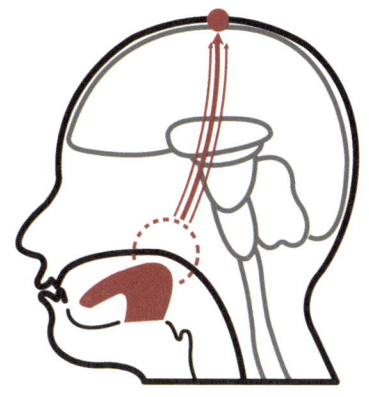

<치읓 발성>

소리가 목구멍에서 나오면 안 된다.
혀뿌리를 입천장에 붙여서 입천장을 때리면서 소리가 나야 한다.

치읓 발성은 주의를 집중시켜 준다.
집중력이 흐트러질 때 첫! 발성을 다섯 번씩만 하게 되면 정신이 번쩍 든다.
시상과 백회 쪽을 강하게 자극해서 그쪽의 신경세포들로 하여금 지루한 상태에서 벗어나게 해주는 것이다.
가끔씩 그렇게 소리를 질러주면 뇌세포들이 재미있어 한다.

디귿은 혀 앞쪽을 활용하는 발성이고 치읓은 혀 중간 뒤쪽을 활용하는 발성이다.
치읓 발성은 머릿속에 있는 끈적한 탁기들을 몰아내준다.
노르아드레날린의 열기가 뇌신경에 끼어 있는 불순물을 쫘~악

쓸어내는 것이다.
그래서 눈이 번쩍 떠지고 귀가 예민해지고 호흡은 확장된다.
공황장애를 치료할 때 지읒 발성과 치읓 발성을 함께 활용한다.

* 키읔 발성법

발성할 때 혀의 위치를 놓고 비교해보면 디귿은 혀의 앞 부분을 활용하고 치읓은 중간 뒷부분을 활용한다.

키읔은 혀의 뿌리 부분을 활용한다.
키읔 발성도 치읓 발성과 비슷하다.
똑같이 혀뿌리를 입천장에 붙이고 아예 혀뿌리 양쪽 날개를 어금니로 잡는다고 생각한다. 강하게 때려 주듯이 발성한다.

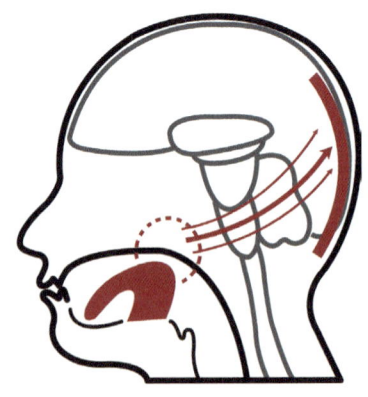

<키읔 발성>

치읓은 첫! 하고 입천장을 치는 소리이고 키읔은 컥! 하고 목젖 뒤쪽을 때려 주면서 뱉어내는 소리이다.
기역, 니은, 미음, 비읍, 시옷 발성들이 모두 3차신경을 자극해서 교뇌 연수 쪽을 풀어주는 발성법이다.
하지만 그런 발성만을 갖고서는 교뇌, 연수의 경직이 완전하게 풀어지는 것은 아니다. 그래서 키읔 발성처럼 그 부위를 강하게 때려주는 발성이 필요하다.
미음 비읍 시옷 같은 발성은 고혈압을 치료하는 소리이기도 하다.
교뇌, 연수 영역이 경직되면 혈압조절이 안 된다.
미음 비읍 시옷에서 교뇌 연수 영역이 잘 풀어지지 않았다면 키읔 발성을 통해서 확실하게 그쪽 영역을 풀어준다.
게다가 소뇌까지 강하게 때려주면서 해마체까지 자극해 주는데 그렇게 되면 머리 내부 공간을 수직으로 나누어서 인식할 수 있게 된다.
시상을 중심으로 머리 영역을 세 개의 칸으로 나누어서 구분할 수 있는 역량이 키읔 발성을 통해서 갖춰진다.

키읔을 통해서는 뒤통수에서 판자때기를 만들 수 있다.
이는 머릿골 속에서 갖춰지는 무심의 벽이다.
생각이 접해지는 현상에 이끌리지 않기 위해서 필요한 것이 바로 무심벽이다.
이는 머릿골 속에서 진여심을 이루기 위해 반드시 필요한 과정이다.
치읓 키읔은 강한 발성들이라 뇌의 영역에서는 노르아드레날린을 분비시킨다.

그리고 부신피질을 자극해서 아드레날린 분비를 촉진시킨다.
몸을 따뜻하게 해주고 면역성을 강화시킬 수 있는 조건들이 이 과정에서 만들어진다.
교감신경의 작용이 원활하게 이루어져서 체온이 정상적으로 유지될 때 면역세포들이 왕성하게 활동할 수 있다.

길을 잘 찾지 못하는 것은 뇌 영역의 공간 감각이 떨어지기 때문이다.
공간 지각력이 떨어지면 길을 찾지 못한다.
그냥 머릿속이 빙 빙 돈다.
그런 경우에는 눈을 감고 자기 머릿속을 느껴보면 천리나 되는 것처럼 멀게 느껴진다.
눈을 감아보자.
눈을 감고 미심에서부터 옥침까지 그 거리를 느껴보자.
그랬을 때 아득하게 멀리 느껴지면 공간 지각력이 떨어지는 것이다.
그렇게 되는 이유가 뇌하수체와 송과체의 연결이 원활하게 이루어지지 않기 때문이다. 그런 경우에는 공간에 대한 수평감이 상실된다.
거리감이 없고 사람 얼굴 기억하지 못하는 것은 다 이런 경우에 해당된다.
본래 뇌 속에는 지각신경이 없다. 그래서 망망대해처럼 느껴지는 것이다.
간뇌만큼은 약간의 지각신경이 있다.
간뇌가 갖고 있는 약간의 지각신경과 미심과 옥침 쪽에 퍼져 있는 지각신경을 활용해서 뇌 내부의 공간감을 실측감으로 느끼는 것이다.
그걸 잘하는 사람은 공간 감각이 아주 뛰어난 사람이고 그걸 못하는 사람들은 공간 감각이 부족한 사람이다. 그런 사람은 칸 나누기를 잘 못한다.
예를 들어 통 공간을 쪼개서 방을 만드는데 방 몇 개를 만들고 거실을 얼마만큼의 크기로 하고 이런 것을 잘 못하는 것이다. 디자인이나 인테리어나 설계나 건축이나 이런 일을 하는 사람에게는 결정적인 단점이 된다.
그런데 그런 상태는 금방 교정된다.
자음 발성 중에 티읕과 키읔을 활용하면 쉽게 교정된다. 오히려 공간 감각이 정상적인 사람보다 더 탁월해진다.

특별하게 뛰어난 사람은 해마체, 편도체, 뇌하수체, 송과체, 소뇌의 기능들을 통합적으로 활용하는 사람이다.
그런 사람은 예지력도 발달되어 있다.
자음 발성 명상의 가장 큰 장점이 뇌의 영역을 통합적으로 쓸 수 있는 조건을 만들어 주는 것이다.
시상 영역에서 도넛을 인식하는 것은 간뇌의 지각력을 활용해서 대뇌변연계를 통합적으로 활용할 수 있는 조건을 만드는 것이다.
도넛의 형태는 대뇌변연계가 통합된 느낌이다.
그 상태에서 발성이 일어나면 활성화된 세포들이 한꺼번에 문을 열면서 의식이 통합적으로 쓰인다.
그 효과는 평범한 사람을 천재로 만든다.
머리가 좋다는 것은 뇌의 영역을 통합적으로 활용할 줄 안다는 것이다.

키읔 발성을 통해 갖추게 되는 공간에 분할에 대한 수직감은 공간지각 능력의 절반에 해당한다.

* **티읕 발성법**

혀끝을 윗니 뒤쪽 입천장에다 살짝 붙인 다음 미심에 마음을 둔다.
그런 다음 티! 하고 짧게 발성하면서 뒤통수로 갔다가 읕! 할 때 다시 미심으로 돌아온다.
티! 로 옥침을 때려주고 읕! 으로 미심을 때려주는 것이다.
읕! 할 때는 혀끝을 입천장에 다시 붙인다.

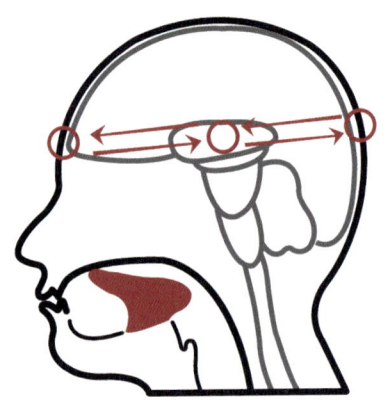

<티읕 발성>

그렇게 하면서 미심과 옥침 사이의 거리를 느껴본다.
티읕 발성을 하기 전에는 미심과 옥침 사이의 거리를 무한하게 느끼던 사람이 티읕 발성을 하고 나면 그 거리를 실측감으로 느낀다.
그렇게 되었으면 키읔 발성과 티읕 발성을 연속해서 한다.
켝! 하고 뒤통수를 때려준 다음에 티읕! 하고 미심 옥침 라인을 세워주는 것이다.
티읕 발성과 키읔 발성의 목적은 머릿골 속을 세 영역으로 나누어서 인식할 수 있는 공간 지각력을 갖추는 것이다.
그렇게 하는 것만으로도 세타파에 곧바로 들어간다.

* 피읖 발성법

피읖은 편안한 발성이다.
짧고 부드럽게 피읖! 하고 발성한다.
피! 하면서 폐가 가볍게 울리는 것을 느껴본다.
읖! 할 때는 중대맥의 진동을 느껴본다.

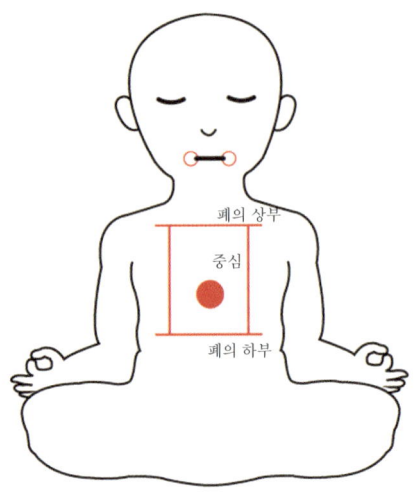

<피읍 발성>

피읍! 을 하면서 가슴이 편안한 것을 느껴본다.
가슴이 진정되지 않을 때는 피읍을 하는 것이 좋다.
피읍을 하면서도 입술 상태를 관찰해본다.
왼쪽으로 벌어지는가 오른쪽으로 벌어지는가를 살펴보는 것이다.
피읍은 폐 자체의 균형을 보는 것이다.
디귿은 심장과 폐 사이의 균형을 보는 발성이라면 피읍은 오른쪽 폐와 왼쪽 폐 간의 균형을 보는 발성이다.
입술이 나중에 벌어지는 쪽이 안 좋은 것이다.
입술을 닫았다가 기볍게 떼면서 피! 하고 발성한다.
그러면서 입술의 좌우 균형을 맞춰 본다.

피읖! 하면서 폐가 반복적으로 울리는 것을 느끼다 보면 어느 때부터 흉부 전체가 비워진다.
편안함이 가슴을 가득 채우면서 가슴이 텅 빈 상태가 된다.
그렇게 되면 중심이 더 넓고 깊게 확장된다.

* **히읗 발성법**

티읕으로는 미심에서 옥침까지 수평라인을 확보했고, 키읔으로는 머릿속 공간을 수직으로 나누어서 인식했다.
그 감각을 바탕으로 시상에 세워진 무념처와 그 뒤쪽에 세워진 무심처를 칸을 나누듯이 인식한다.
그런 다음 히읗 발성으로 시상의 앞부분에서 기쁨을 인식한다.
히읗 발성은 '히~~'를 길게 발성하고 '읗!'을 짧게 한다.

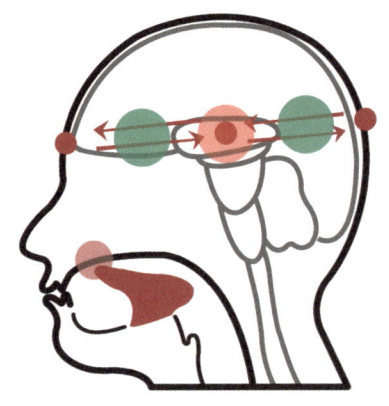

<히읗 발성>

히~~ 하면서 미심에서 시상 사이에서는 기쁨을 느끼고 시상 영역에서는 무념을 느낀다.
시상과 뒤통수 사이에서는 무심을 느낀다.
이 상태를 정확하게 인식할 수 있다면 히읗이 완성된 것이다.
미심과 시상 사이에서 기쁨을 느끼게 되면 무념과 무심을 즐거운 마음으로 바라보게 된다.
즉 자기 본성을 기쁘게 인식한다는 말이다.
본성을 인식할 수 있을 때 자기생명성이 온전해진 것이라고 했다.
하지만 심식의 유희에 길들여진 사람은 본성이 드러나도 그것을 지켜가지 못한다. 적정으로 일관됨이 심심하고 대상 없음에 외롭고 적막함이 두렵기 때문이다.
미심의 안쪽에서 밝은 성품이 자리하면 본성이 드러나도 그런 허물에 빠지지 않는다.
예수님께서 하나님이 머릿골 속에 있다고 말씀하신 것은 히읗의 상태를 말한 것이다.

키읔, 티읕, 이응, 지읒, 히읗의 상태를 갖추고 히~~~하면서 그 경로를 왔다 갔다 하다가 읗! 하면서 다시 미심에다 마음을 둔다.
히~ 발성으로 머릿속을 씻어주면서 스캔하듯이 무념, 무심, 밝은 성품의 느낌을 음미하는 것이다.
그 상태를 제대로 느낄 수 있다면 진여를 이룬 것이다.
자음 발성 체계를 이렇게 운용할 수 있으면 세타파에 들고 나는 것을 임의롭게 할 수 있게 되고 그로써 최적의 건강을 갖추게 된다.

기쁨은 그냥 생기는 것이 아니다.
스스로가 그렇게 되도록 노력해야 생긴다.
히읗 발성은 자기 안에 기쁨이 생겨나도록 하는 방법이면서 머릿골 속에서 진여를 갖추는 방법이다.

자음 발성법의 세부적인 방법은 필자의 책 '관 한글 자음원리'에 수록되어 있다.
참조하시기 바란다.

* 뇌척수로 운동법

뇌척수로란 뇌와 척수를 연결하는 생명 경로를 말한다.
이는 생명의 의식 작용 전반에 관여하면서, 중추신경과 몸을 이루고 있는 모든 구조물을 서로 연결하는 역할을 한다.
뇌척수로의 구조적 관계와 주행 경로상에 야기된 주변 환경은 의식성향 전반에 영향을 미치며 운동지각, 운동감각에도 절대적인 영향을 미친다.
특히 대부분의 질병이 뇌척수로 경로의 이상으로 생겨난다.
본제의학 연구소는 지난 30여 년의 연구를 통해 뇌척수로 경로의 상태를 진단하고 교정할 수 있는 운동법을 개발했다.
뇌척수로 운동법은 그 자체가 진단법이고 치료법이며 고도화된 명상법이다.
뇌척수로 운동을 하면서 환자는 자가 진단을 할 수 있다.
특히 암의 경우에는 전이될 수 있는 장소를 미리 자각할 수 있도록 해준다.
병이 완화되고 있는지 악화되고 있는지를 통증을 통해 느낄 수 있도록 해주는 놀라운 효과가 있다.
뇌척수로 운동법을 활용한 치료 범위는 유전병의 영역까지 포괄한다.
진단을 통해서는 병의 원인까지 찾아낼 수 있는 놀라운 효과가 있다.
뇌척수로 운동법의 효시는 우리 민족의 조상들이다.
잼잼이, 곤지곤지, 도리도리, 가위바위보, 묵찌빠 놀이 등이 뇌척수로 운동의 한 유형이다.
불교에서는 능엄경에서 뇌척수로 운동법이 다루어진다.

뇌척수로 운동법의 구체적인 방법은 필자의 책 '뇌척수로 운동법'을 참조하기 바란다.
이 단원에서는 기본 운동법에 대한 자세만 소개하기로 하겠다.

1. 시개척수로 운동

1) 검지를 세운다.

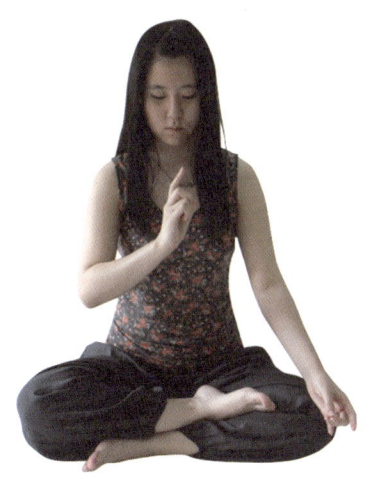

<시개 척수로 운동>

오른손을 가슴 높이로 들어 올린 후 검지를 펴고 그 끝을 바라본다. 눈과의 거리는 약 50센티 정도이다.

* 주의사항: 반드시 검지가 몸통의 중앙에 오도록 해야 한다. 또한, 시선이 손끝을 내려다보는 형태라야 한다.
반드시 오른쪽 검지를 들어야 한다.

2) 검지를 바라보며 몸 전체의 느낌을 관찰한다.

손끝의 느낌에서부터 팔, 어깨, 목, 머릿속, 머리 표면, 얼굴, 가슴, 배, 다리, 허리, 등, 옆구리, 장부상태 등등 몸에서 느껴지는 모든 감각은 물론이고 떠오르는 의식이나 감정 상태까지도 낱낱이 관찰한다.

특히 중점을 두고 관찰해야 할 대상이 있다.

지각해서 아는 마음과 본성을 관찰한다.
지각해서 아는 마음은 그 실체가 하나인가 둘인가 또는 그 이상인가? 하는 것을 관찰하고,
그다음에 몸 곳곳에 본성이 있는가 아니면 몸의 어느 한 곳에 본성이 있는가? 이것을 관찰한다.

지각해서 아는 마음이 각성이다. 그것은 의지의 또 다른 모습이다.
본성은 심식의가 비롯되는 자리이다.
본성과 심식의 사이에서 각성이 어떻게 쓰여지는지 그것을 관찰한다.
즉 하나의 행위가 이루어질 때 심식의와 각성과 본성이 어떻게 쓰이는가? 그 관계를 관찰하는 것이다.

'현상의 인식이 본성을 만든다'거나, '현상의 인식을 통해 본성을 인식 한다'는 말도 틀린 말이다. 왜냐하면, 본성은 현상 이전에도 이미 존재하기 때문이다.

오히려 현상을 인식할 때는 그것에 치우쳐서 본성을 보지 못하고 또 현상을 인식하지 않을 때는 본성을 볼 수 있는 척도가 없어서 본성을 보지 못한다.

그렇기 때문에 각성이라는 '주시자'를 키워서 현상과 본성을 더불어서 볼 줄 알아야 한다.

본성을 보는 각성을 '무위각'이라 하고 현상을 보는 각성을 '유위각'이라 한다.

본성은 몸 안에도 있지 않고 몸 밖에도 있지 않고 중간에도 있지 않다. 그래서 그 본성을 보는 무위각도 일체 현상에 머무르지 않는다.

무위각이 없는 사람이 본성을 지각한다고 하면 이것은 이해나 믿음으로 세워진 관념일 뿐이다.

무언가 현상을 놓고 본성을 지각한다면 이미 있는 것을 보는 것이다. 그런 상태에서는 저절로 집착이 일어난다. 그것을 한 개의 화살을 맞았다고 말한다.

본성을 주시할 수 있는 무위각을 키우고,

그것을 통해서 본성에서부터 심식의가 일어나는 과정을 주시한다.

이것이 척수로수행을 하는 목적이다.

2. 피질척수로 운동

1) 양손의 수평을 맞춰준다.

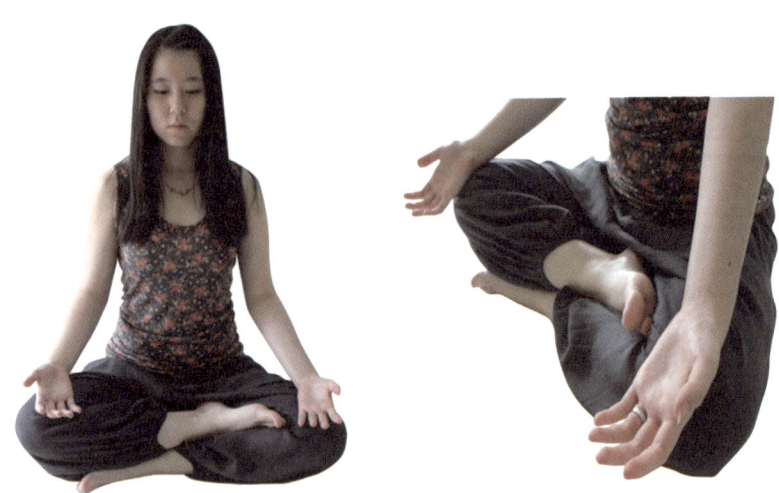

<피질 척수로 운동 1>

의자에 앉아 책상에 올려놓아도 되고 반가부좌 상태에서 양쪽 무릎위에 올려놓아도 된다.

2) 손바닥이 하늘을 향하게 한다.

3) 모든 손가락의 힘을 빼고 천천히 아주 느리게 다섯 손가락을 움직인다.

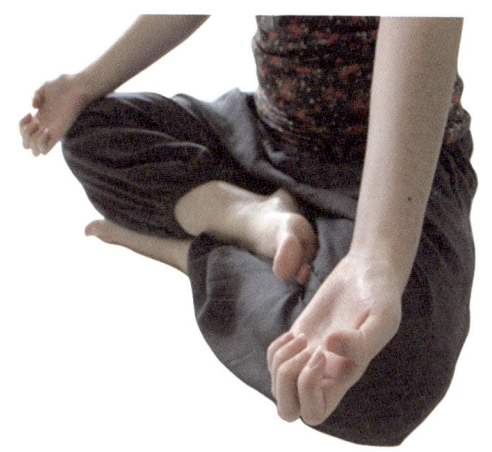

<피질 척수로 운동 2>

4) 이때 양쪽 손가락이 움직이는 속도가 반드시 같아야 한다.

5) 다섯 손가락을 천천히 구부렸다 펴주면서 몸과 마음에서 일어나는 변화를 관찰한다.

다섯 손가락 움직이기를 하면서 피질 척수로를 인식한다.
피질 척수로란 미세 감각을 주관하는 생명 경로이다.
인체를 지배하는 모든 척수로는 피질 척수로가 분화되고 변형되어 만들어진 것이다. 적핵이나 시개, 전정, 그물, 소뇌 등 인체를 이루고 있는 모든 척수로들은 피질 척수로와 연계되어 있고 직간접적인 지배를 받는다.

천천히 다섯 손가락을 구부렸다 펴면서 그 느낌을 살펴본다. 그러다 보면 손바닥에 기감이 모이면서 풍선 주무르는 것 같은 느낌이 생겨난다. 그 느낌이 생기면 피질 척수로가 활성화된 것이다. 그 상태에서 풍선을 주무른다고 생각하고 최대한 천천히 손가락을 움직인다. 그러면서 의식과 감정과 몸으로 어떤 증상이 나타나는지를 지켜본다.
이때 주의해야 할 것이 있다.
중간중간 손가락에 힘이 들어가는지를 살펴, 최대한 힘이 들어가지 않도록 해야 한다. 만약 손가락에 힘이 들어가면 피질에서 적핵으로 전환된다.
기감에 의식을 둘 때는 피질 척수로가 쓰여지지만 손가락에 힘이 들어가면 적핵 척수로가 쓰여진다.

피질 운동을 지속해서 하다보면 손바닥의 기장이 강해지면서 풍선의 압력이 점점 커진다.
그렇게 되면 자연스럽게 적핵이 가동된다. 피질이 극대화되었을 때 적핵 척수로가 가동되는 원리를 알아야 한다. 그리고 그때의 장부 상태와 뇌 신경의 변화를 지켜볼 줄 알아야 한다.

피질 척수로 운동이 눈을 감고 진행되면 전정척수로가 함께 쓰이고, 눈을 뜨고 진행되면 시개 척수로가 함께 쓰인다. 이때에 일어나는 장부 상태의 변화와 뇌 신경의 변화도 함께 살펴본다.
이 과정을 통해 피질 척수로와 나머지 척수로의 관계를 알 수 있고 육체구조물 안에서 일어나는 생명 활동이 어떤 경로를 통해 이루어지는지 볼 수 있게 된다. 또 본성에서 의식이 생겨나는 것이 어떤 과정을 통해 이루어지는지 볼 수 있고, 의식이 안고 있는 습성을 제도할 수 있는 방법을 알게 된다.

3. 전정척수로 운동

전정 척수로는 교뇌와 연수의 등 외측에 있는 전정핵에서 시작된다.
청각신경의 청반으로부터 중력자극 때문에 야기되는 전위차와, 능선으로부터 회전자극 때문에 생기는 전위차를 놓고 4개의 전정핵(상,하,내,외)이 반응하면서 몸의 근육을 조절하여 위치 균형을 유지하는 역할을 한다.
전정핵으로 입력되는 정보는 척수, 소뇌, 망상체, 고위 피질로 연계되고 전정핵에서 출력되는 정보는 척수, 동안신경핵, 소뇌, 망상체와 연계된다.
외측 전정 척수로와 내측 전정 척수로로 이루어져 있다.

외측 전정 척수로는 외측 전정핵에서 시작되어 척수 전체로 뻗어 있다. 굴근의 이완과 신근(중력 대항근)의 수축을 조절하고 몸의 상하균형, 전후균형, 좌우균형을 잡아주는 역할을 한다.

내측 전정 척수로는 두 개의 가닥으로 이루어져 있다.
첫 번째 가닥은 내측 전정핵에서 시작하여 목과 중심축 근육을 조절하는 운동신경원을 직접 억제하는 역할을 한다.
두 번째 가닥은 내측, 외측, 하측 전정핵에서 시작하여 목과 등 근육의 운동신경원을 흥분시키는 역할을 한다.

1) 시개 척수로의 자세와 똑같은 자세를 취한 다음 눈을 감고 검지손가락 끝에 의지를 둔다.

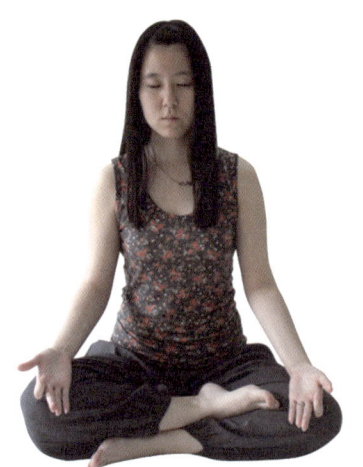 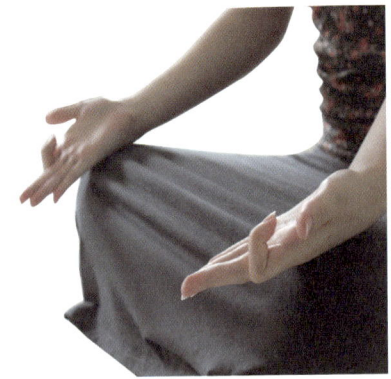

<전정 척수로 운동>

2) 천천히 검지손가락을 구부리면서 몸에서 나타나는 반응과 의식의 변화를 살펴본다.

3) 한 손 전정운동을 충분히 수련한 후에 두 손 전정 운동을 한다.
두 손 전정 운동을 할 때 반드시 지켜야 할 것이 있다.

첫째는 양쪽 손가락의 수평을 유지하는 것이고 둘째는 손가락이 움직이는 속도를 똑같이 해주는 것이다.

4) 양손의 수평을 맞춰준 다음 양쪽 검지손가락을 똑같은 속도로 움직여 준다. 그러면서 몸과 마음에 나타나는 변화를 살펴본다.

한쪽 손가락 운동만 했을 때 드러났던 현상들과도 비교해 보고 다른 척수로 운동을 했을 때와도 비교해 본다.

손가락을 움직일 때는 힘이 들어가면 안 된다. 힘이 들어가면 적핵 운동이 된다.

4. 상부적핵 척수로 운동

엄지손가락운동은 소뇌와 대뇌에서 유입되는 정보의 경로를 살펴보는 상부 적핵 운동이다. 중뇌 적핵에서 시작해서 양쪽 엄지손가락과 연결된 경로를 관찰하고 부신경과 삼차신경과의 연접상태 그리고 허리로 투사되는 하부 적핵과 연결경로를 관찰한다.

1) 양손의 수평을 유지하고 똑같은 속도로 천천히 엄지손가락을 움직인다. 엄지손가락의 관절을 최대한 부드럽게 꺾어주면서 천천히 움직이는 것이다.

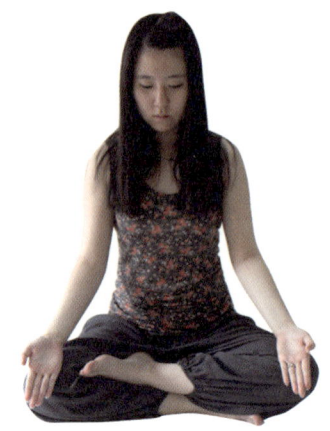

<상부 적핵 척수로 운동 1>

2) 첫 번째 관절이 꺾일 때 나타나는 몸의 변화와 두 번째 관절이 꺾일 때 나타나는 몸의 변화를 비교해 본다.

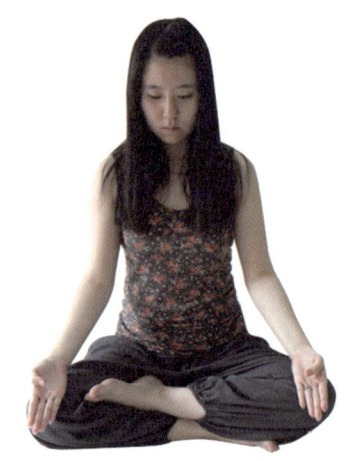

<상부 적핵 척수로 운동 2>

3) 두 번째 관절을 꺾으면서 엄지손가락 끝이 새끼손가락 위치까지 구부려졌을 때 나타나는 증상을 관찰한다.

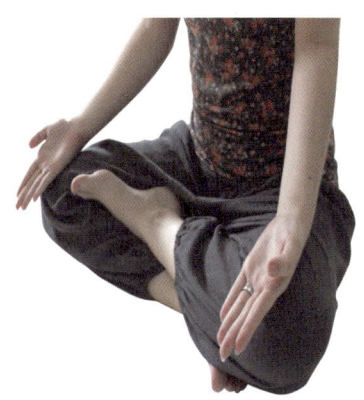

<상부 적핵 척수로 운동 3>

4) 두 번째 관절을 꺾으면서 엄지손가락 끝이 네 번째 손가락 위치까지 구부려졌을 때 나타나는 증상을 관찰한다.

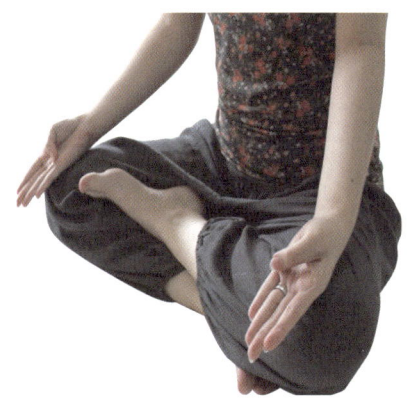

<상부 적핵 척수로 4>

5) 마찬가지로 세 번째, 두 번째 손가락 위치까지 구부려졌을 때 나타나는 증상을 관찰한다.

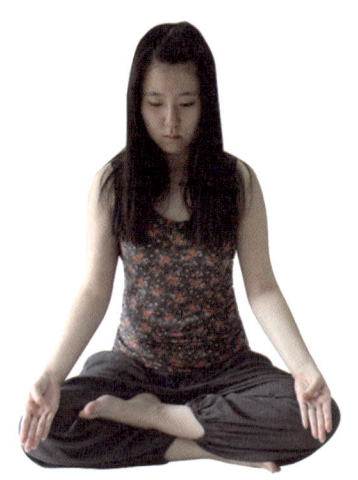

<상부 적핵 척수로 운동 5>

5. 하부적핵 척수로 운동

엄지발가락운동은 엄지발가락에서 시작해서 중뇌 적핵을 거쳐 소뇌 심부핵과 대뇌피질로 이어지는 하부 적핵 척수로를 자극하는 운동이다.

1) 반듯하게 등을 바닥에 대고 누운 다음 발바닥을 세워서 바닥과 직각이 되도록 한다. 마치 발바닥을 땅에 대고 서 있다고 생각하고 발바닥을 직각으로 세운다.

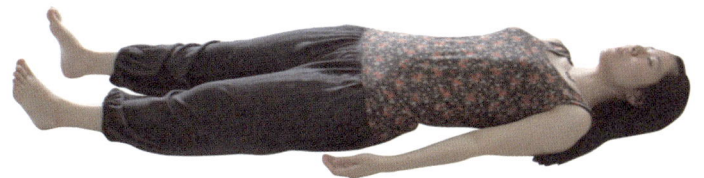

<하부 적핵 척수로 운동 1>

2) 그런 다음 천천히 엄지발가락을 구부려 준다. 이때 다른 발가락이 함께 구부려져도 괜찮다.

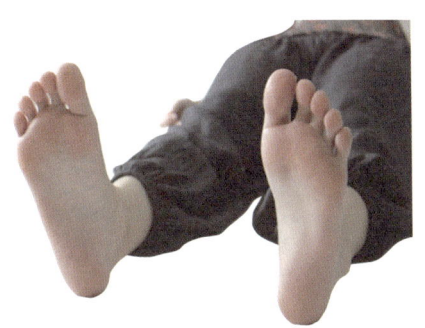

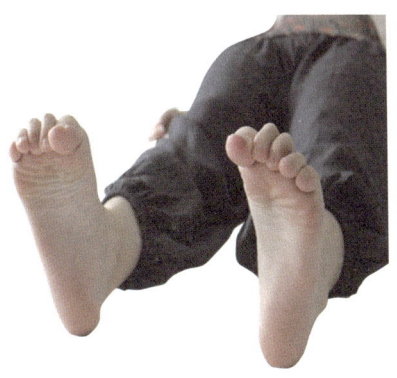

<하부 적핵 척수로 운동2>

3) 처음 엄지발가락을 구부려 줄 때는 발가락으로 구슬을 잡는다고 생각하고 부드럽게 구부려 준다. 그러다가 점차로 발가락에 힘을 주면서 강하게 구부린다.

4) 똑같은 동작을 아홉 번 반복한 다음 열 번째는 엄지발가락을 구부린 상태에서 발목을 쭉 뻗어서 펴준다. 발등과 발목이 일직선이 되도록 펴 주는 것이다. 그 상태에서 천천히 숫자를 헤아린다. 열 까지 헤아린 다음 다시 발목을 직각으로 세워준다.
발목을 뻗어 주었을 때 가끔 쥐가 나는 경우가 있다. 그런 경우에는 잠시 발목을 세웠다가 쥐가 풀리면 다시 뻗어준다.
쥐가 나는 것은 간과 비장의 균형이 깨어졌기 때문이다.
계속하면 간 비장의 균형이 잡힌다.

5) 2번에서 4번까지의 과정을 반복한다.

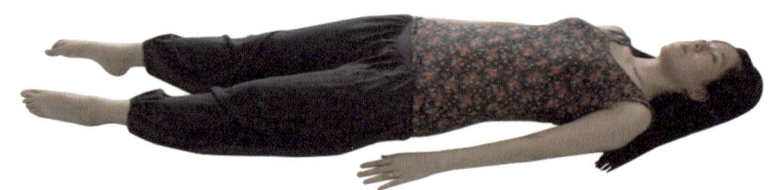

<하지 적핵 척수로 3>

6. 그물척수로 운동

그물 척수로는 중뇌 하부에서부터 교뇌, 연수 영역에 걸쳐 형성된 그물형성체의 두 영역에서 시작된다.
연수 그물 척수로와 교뇌 그물 척수로가 있다.
그물형성체 신경원의 축삭은 매우 크고 길다.
수많은 곁가지를 분지하여 중추신경계의 광범위한 부위로 투사된다. 척수 쪽으로 하행하는 경로와 간뇌-대뇌 피질쪽으로 상행하는 경로가 있다.
대뇌 피질의 기능을 조절해서 수면, 각성, 의식활동에 관여하고 내장기능을 조절해서 호흡 및 심장혈관기능에 관여하며 감각전달의 조절과 골격근 운동기능의 조절도 담당한다.

교뇌 그물 척수로는 내측 그물 척수로만을 통해 척수로 투사된다. 요추 운동 신경원에 간접적이고 강한 영향을 준다.
교뇌 그물 형성체는 멜라닌 색소를 세포체에 함유하고 있는 것이 특징이다. 신경전달물질로는 노르에피네프린을 함유하고 있다.
원심성으로 대뇌피질, 해마형성체, 시상, 소뇌, 뇌간의 여러 핵 및 척수로 연결되어 있다.

연수 그물 척수로는 외측 그물 척수로를 통해 척수로 투사된다.
그러면서 몇몇 신경원들은 내측 그물 척수로와 합쳐진다.
'외측 그물핵'과 '연수 중심핵'의 신경원을 갖고 있다.
외측 그물핵은 연수 피개의 외측에 위치한다. 하올리브핵 복합체의 아래쪽 끝 부분에서 중간 부분까지 뻗어 있다. 신경원의 축삭은 대부분 하소뇌각을 통해 소뇌 전엽의 소뇌 벌레와 중간부분에서 끝난다.

외측 그물핵으로 들어오는 구심 섬유는 척수와 대뇌 피질 그리고 적색핵에서 기원된다. 연수 중심핵은 그물 형성체의 외측핵 군에 속한다. 노르에피네프린과 에피네프린을 신경전달 물질로 함유한 약간의 신경원이 있다.

1) 반듯하게 자리에 눕는다.
이때 발바닥은 발목과 직각이 되도록 세워준다.

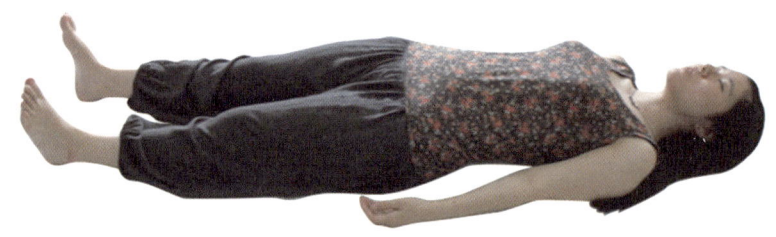

<그물 척수로 운동 1>

2) 몸 전체의 힘을 빼 준다.
그런 다음 발뒤꿈치, 엉덩이, 등, 어깨, 뒤통수가 바닥에 닿은 느낌을 살펴본다. 기울거나 비틀린 느낌이 들지 않는지 찬찬히 살펴본다.

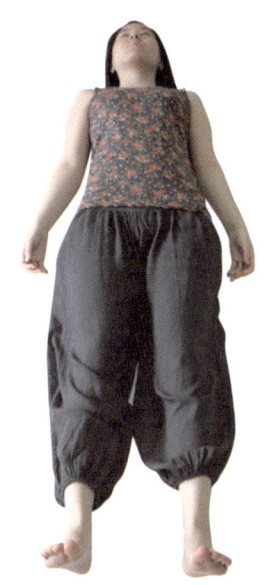

<그물 척수로 운동 2>

3) 아주 미세하게 그리고 천천히 양쪽 골반을 움직여 준다. 사뿐 사뿐 잔디밭을 걷는다고 상상을 하면서 골반을 움직여 준다. 이때 주의해야 할 것이 있다. 절대로 골반 운동을 크게 하지 않는 것이다. 발뒤꿈치의 움직임이 1밀리미터를 넘지 않게 한다는 마음으로 골반 운동을 해야 한다.

4) 한참을 그렇게 하다 보면 척추와 골반에서 뚜둑! 뚜두둑! 하는 소리가 나면서 어긋났던 것이 맞춰지는 듯한 느낌이 든다. 그러면 그물 척수로 운동의 1단계가 완성된 것이다. 이 상태에서 적핵 운동이나 피질운동으로 전환시킬 수도 있고 계속해

서 그물 척수로 운동을 지속할 수도 있다.

5) 골반의 움직임을 느끼면서 머릿속 망상체 영역을 주시한다.
망상체는 중뇌에서부터 연수 영역에 걸쳐있는 대규모 신경핵들의 모임이다. 신경핵과 거기에서 뻗어 나오는 신경들이 얼기설기 그물 모양으로 얽혀있다 해서 망상체라 부른다. 망상체에서는 인체의 신경 활동에 필요한 대부분의 신경 조절 물질이 분비된다. 그래서 전체 척수로가 가동되는 신경조절 물질도 여기에서 생성된다.

6) 망상체의 움직임이 느껴지면 골반의 움직임과 동치시켜서 그 움직임을 느끼는데 의지를 집중한다.
이때 망상체 영역이 찢어지듯이 아픈 경우도 생기고 기절하듯이 잠에 떨어져 버리기도 한다. 모두 다 망상체가 기형적으로 형성되었을 때 생겨나는 증상이다.

7) 일단 통증이 생겼으면 그 통증이 사라질 때 까지 그물 운동을 계속한다.
만약 고통스럽다 해서 운동을 중단하면 다시 또 똑같은 과정을 반복해야 한다.

* 기공법

본제 기공은 좌공법이며 발성 명상법이다.
발성 명상은 토음 기공의 한 종류이다.
발성을 통해 내기를 발현시키고 외기를 집약한다.
옴자 수행법이 대표적인 토음 기공법이다.

* 옴자 수련법

옴 수련은 몸을 비워서 기운이 깃들 수 있는 장소를 만드는 수련이다.
옴 수련의 목적은 세 가지다.
첫째 목적은 장부(臟腑) 순화이다.
두 번째 목적은 가슴 바탕에 고요함을 배양해서 본성을 인식할 수 있는 각성을 증득하는 것이다.
세 번째 목적은 외기(外氣)를 집약하고 내기(內氣)를 발현시키는 것이다.

옴 수련은 장부를 순화하고 균형을 잡아 준다.
장부는 감정과 의식 상태에 따라 본래의 고유성이 훼손되어 있다.
천성이 온유하고 고요해서 감정의 동요가 적고 거부 의식이 크지 않은 사람은 각 장부 간의 연계성이 원만하게 유지된다.
하지만 거의 대부분의 사람들은 장부의 균형이 깨어져 있다.
장부의 균형을 깨뜨리는 요인이 음기(陰氣)이다.

신체에 음기를 만드는 가장 큰 원인이 거부 의식이다.
스트레스와 몸에 맞지 않는 음식 또한 그 원인이 된다.
음기가 누적되어 장부 균형이 깨어지면 신체적 질병과 더불어서 극심한 번뇌가 촉발된다.
음기는 신경 활동을 주재한다.
신경 활동에 쓰이는 전기적 형질이 음기이다.
음기가 정도 이상 누적되면 신경 간의 교류가 지나치게 많아진다.
신경계의 문란은 장부의 균형을 깨트리고 의식계의 혼란을 야기한다.
의식과 의식이 적절함을 잃고 무작위로 교류되는 것이 번뇌이다.
번뇌가 많은 사람은 수련에 집중할 수 없다.
효율적인 수련을 위해서는 몸 안에 누적된 음기를 적절하게 조절해 주어야 한다.
옴 수련을 하게 되면 발성의 파동을 통해 몸 안에 누적된 음기를 밖으로 배출시킨다.
옴 소리의 파장은 몸 안의 음기를 제거하면서 수련공간까지 정화한다.
특정 공간의 에너지가 지나치게 음화 되면 공간 형질이 변화된다.
그렇게 되면 외부 공간과 분리되면서 특수한 상황이 연출된다.
수맥이 지나가는 자리는 강한 음기가 형성되어 있다.
그런 공간에는 음적인 기운을 가진 영혼들이 살고 있다.
인간의 의식은 공간 상태와 공명한다.
인간이 그런 공간에서 살게 되면 거부 의식이 강해지고 감정이 격해진다.

그 상태가 지속되면 육체와 정신에 질병이 생겨난다.
우리가 속한 이 우주의 한 부분을 옴 소리를 통해 정화시킬 수 있다.
각기 다른 장소에 있더라도 같은 시간대에 옴 수련을 하게 되면 소리의 파장이 서로 공명해서 넓은 공간을 정화한다.

- 옴자 수련 첫째 과정

옴 수렴의 첫째 과정은 장부의 순화를 목적으로 한다.
부수적인 효과도 얻게 되는데 소리의 진동으로 몸 전체의 기감이 깨어난다.

1) 자세를 바로잡고 앉는다.
가부좌나 반가부좌도 좋고 반듯한 의자에 허리를 세우고 앉아도 좋다.
목과 어깨를 가볍게 흔들어 긴장을 풀어 준다.
목과 어깨는 편안하게 하고 척추는 곧게 편다.
중요한 것은 가슴의 중심(가슴 바탕) 부분에 의식을 두는 것이다.
정확한 지점은 명치에서 1cm 정도 위, 몸속으로 5cm 쯤 들어간 곳이다.

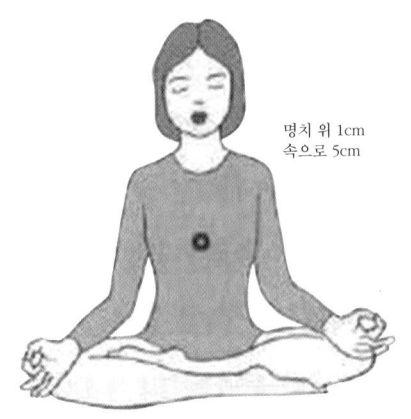
명치 위 1cm
속으로 5cm

2) 숨을 아랫배까지 깊이 들이쉰다.
너무 의도적으로 숨을 밀어 넣지 말고 편하게 호흡한다.
호흡을 하면서도 가슴 바탕의 중심을 지속적으로 느껴본다.

3) 숨을 내쉬면서 옴- 하고 소리를 낸다.
혀는 입안의 가운데에 위치한다.
가슴 중심에서 옴 소리가 시작되어 둥근 구의 형태로 울려 퍼지도록 한다.
이 과정을 진행하면서 가슴 중심에 의식을 집중하는 것이 쉽지 않다.
숨을 들이쉴 때는 의식이 코 끝이나 배 쪽으로 옮겨가 버린다.
소리를 내려고 하면 다른 부위의 움직임이 느껴진다.
다른 생각이 떠오르거나 주위의 소음이 거슬리기도 한다.
주의가 흐트러지면 너무 자책하지 말고 다시 가슴 중심에 의식을 집중한다.

옴 소리를 발성할 때 소리의 파동을 둥글게 형성하는 것이 중요하다.
장부의 순화와 기운의 내장에 영향을 주기 때문이다.
하지만 처음부터 둥근 파장이 형성되는 것은 아니다.
그렇게 되도록 의념(意念)을 통해 유도해야 한다.
풍선이 점점 부풀어나듯이 가슴에서 몸 전체로 옴 소리가 울려 퍼지도록 한다.
이 과정을 반복해서 연습한다.

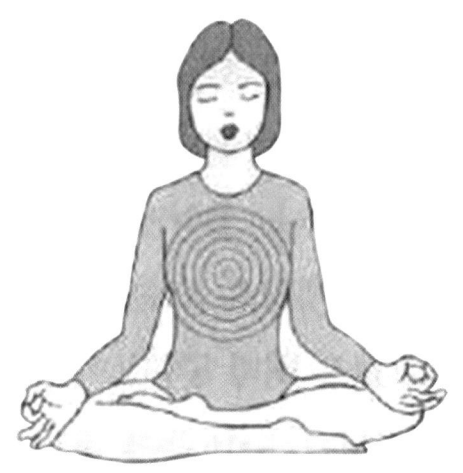

4) 옴하고 소리가 둥글게 울려 퍼질 때, 몸에서 일어나는 진동을 좀 더 섬세하게 느껴본다.
가슴 중심에서 시작해서 폐부, 그리고 장부와 머리, 팔다리, 온몸 전체가 진동하는 것을 느껴본다.

옴 소리의 진동을 상상하는 것에 그치지 말고 직접 느껴야 한다. 체득(體得)될 때까지 계속한다.
옴 수련을 하면 장부에 쌓인 탁기가 빠져나온다.
그때 몸에서 여러 현상들이 일어난다.
목 부분에 마비가 올 수도 있고 폐와 심장 부위 또는 전신에서 통증이 느껴질 수도 있다. 일종의 명현 반응이다.
그런 증상은 대개 금방 사라진다.
옴 발성을 몇 차례 해보면 자신의 몸 상태에 맞게 소리의 높이가 정해진다.
초보자의 경우에는 너무 작게 소리 내지 않도록 한다.
매일 시간을 정해 놓고 규칙적으로 수련하는 것이 좋다.
수련 시간은 1시간 이상해야 한다.
수련이 깊어질수록 같은 시간으로 더 큰 효과를 낼 수 있다.

- 옴자 수련 둘째 과정

옴 수련의 두 번째 목적은 자기 근본을 인식할 수 있는 중심을 형성하는 것이다.
두 번째 단계의 시작은 가슴 바탕에 고요함을 형성하는 것이다. 이 과정은 외기를 집약하고 내기를 발현하는 셋째 단계까지 이어진다.

1) 자세를 취한 다음 중심에 의지를 두고 아랫배 깊숙이 숨을 들이쉰다.
옴- 하고 발성을 하면서 소리의 진동이 온몸으로 퍼져나가는 것을 느낀다.
진동을 보다 선명하게 느낄 수 있을 때까지 반복한다.

2) 진동이 일어나서 퍼져나갔다가 다시 멈추었을 때 그 바탕에 자리한 '고요함'을 인식한다.
숨을 들이쉬면서도 가슴 바탕의 고요함을 주시한다.
옴- 하고 발성을 하면서도 진동이 퍼져나가는 이면을 주시한다.
아무렇지 않은 자리, 아무것도 일어나지 않는 가슴 바탕을 느껴본다.

2)의 과정을 반복한다.
처음에는 진동만 느껴지지만 나중에는 진동과 고요함을 동시에 느낄 수 있다.
진동과 고요함을 함께 인식할 수 있게 되면 점차로 깊은 고요함이 가슴 바탕에 세워진다.
이때부터는 일상 속의 모든 현상을 가슴으로 비춰 본다.
그러다 보면 고요함이 배양되어 벽과 같이 튼튼해진다.
이렇게 되면 억지로 집중하지 않아도 고요함이 의식의 중심이 된다.
가슴 바탕에 고요함을 튼튼하게 배양해 놓으면 수련 중에 일어나는 장애에 대해서도 원만하게 대처할 수 있게 된다.

- 옴자 수련 셋째 과정

옴 수련 셋째 과정은 가슴 중심에 기운을 집약시키는 과정이다.
가슴 바탕이 고요해야 기운이 집약된다.
때문에 셋째 과정에 들어가기 전에 가슴 바탕을 주시하는 수련을 충분히 해야 한다.

1) 자세를 취하고 앉아 중심에 의식을 둔다.
숨을 깊이 들이쉬었다가 옴- 하고 내쉰다.
옴~소리가 둥글게 퍼져 나가도록 하면서 가슴 바탕의 고요함을 함께 주시한다.

2) 호흡을 들이쉴 때 가슴의 중심으로 기운을 모아준다.
다시 옴- 하고 내쉬면서 가슴 바탕을 주시한다.
이 과정을 반복한다.
가슴 바탕을 주시하고 있기만 해도 저절로 기운이 모여든다.
하지만 처음에는 약간의 의념(意念)을 가해준다.
몸 전체의 피부 감각을 활용해서 가슴 중심으로 기운을 끌어들인다.
옴 소리가 구의 형태로 울려 퍼지면 들숨을 따라 구의 중심으로 다시 기운이 집약된다. 옴 소리가 둥글게 멀리 울려 퍼질수록 끌어들이는 기운의 양이 많아진다.
기감(氣感)이 깨어나 있으면 몸 전체로 기운을 느낄 수가 있다.
피부와 몸 전체에 조여드는 듯한 느낌이 생기고 저르르한 기감이 형성된다.
가슴은 부풀어서 뻥뻥해진다.

때로는 가슴이 밝은 빛으로 환해지는 것을 보기도 한다.
열이 발생해서 몸이 후끈거리기도 하는데 숙달이 되면 기운이 안으로 갈무리되면서 평안해진다.
그 상태에서 장부 순화는 더욱더 심화된다.
가슴 바탕에 고요함도 더욱더 튼튼하게 자리 잡는다.

2. 운동치료법

명상의 방편이 되는 뇌척수로 운동법이 운동치료의 방편으로 쓰인다.
뇌척수로 운동을 활용한 치료법은 중추신경계 질환을 치료하는 효과가 대단히 뛰어나다. 파킨슨병이나 중풍, 치매, 근무력증, 근이양증, 루게릭병과 같은 뇌신경계 질환의 치료들은 몇 회정도 운동만으로도 현저한 차이를 보일 만큼 극적인 치료 효과를 나타낸다.

3. 의료기 치료법

* 도드리 치료법

필자가 창업한 선나 의료기는 자체적으로 개발한 치료용 건전지를 활용해서 미세전류 치료기인 닥터 도드리를 만들었다.

닥터 도드리는 "미세전류 치료기"이면서 "체외부착용 전자약"이다.
전자약은 화학적 방법 대신 전기 자극으로 질병을 치료하거나 신체기능을 개선하는 새로운 개념의 치료 기기이다.
현재 글로벌 기업들이 개발에 뛰어들고 있는 최첨단 미래기술이다.

필자가 개발한 전자약 닥터 도드리와 기존의 전자약은 서로 다른 차이점이 있다.
첫째. 기존의 전기 생성 방식을 사용하지 않고 필자가 고안한 치료 전기 생성 방식 (전 세계 16개국 특허 등록)을 사용한다.
둘째 기존 전자약과 달리 수술을 통해 체내에 삽입하지 않고 체외에 부착하는 방식이다. 때문에 부작용 없고 쉽고 간편하게 사용할 수 있다.

전자약 분야는 치료기도 중요하지만 치료 매뉴얼 분야가 또 하나의 핵심기술이다.
치료 매뉴얼 확보에는 많은 시간과 인력이 필요하다.
글로벌 기업들은 많은 자금을 투자해서 매뉴얼을 개발하고 있다.
필자는 지난 7년여간의 연구를 통해 전자약 치료 매뉴얼을 약 300여 종을 확보하였다.
특히 암과 뇌신경 질환의 치료법에 대해 획기적인 성과를 거두었다.
이는 글로벌 기업들보다 최소 5년 이상 앞서 있는 기술이다.
도드리 치료법은 전립선암, 자궁암, 유방암, 간암, 폐암, 임파선암을 비롯하여 각종 말기암에 획기적인 치료 효과를 보인다.
사진상으로 암이 사라지는 시간이 3개월을 넘지 않는다.
파킨슨병도 유형별 치료가 가능하다.
중풍도 혼자서 보행이 불가능한 경우에도 치료가 가능하다.
치매도 치료된다.
필자의 연구에 의하면 전자약을 활용한 치료 범위는 지금까지 알려진 것보다 훨씬 더 방대하다.
이런 추세로 볼 때 전자약으로 인해 향후 의료시장은 큰 변화를 맞이할 것이다.

참고로 전자약 승인이 최초로 이루어진 것은 2015년이다.
미국 FDA가 위장치료용 전자약을 최초로 승인하였다.

2017년 프랑스에서 15년간 식물인간이었던 환자가 전자약 치료 3개월 만에 의식이 회복되는 일이 있었다.
그 사건 이후 구글과 GSK가 합작하여 전자약 회사를 만들었다.

도드리의 치료 효과는 매우 광범위하다.
당장 수술이 필요한 질병 이외 대부분의 질병을 치료한다.
일반 통증에서 암 통증까지 거의 모든 통증을 즉각적으로 치료하며, 유전병에서부터 난치병, 불치병까지 다양한 종류의 질병을 치료한다.
전립선 질환, 갑상선 질환, 신경통을 비롯한 각종 통증질환, 호흡기질환, 바이러스성 질환, 세균성 질환, 코즈메틱, 항노화, 고혈압, 성기능장애 등에서 는 즉각적인 효과(3일에서 1주일)를 나타내고 치매, 중풍, 고지혈증, 암, 당뇨 등의 난치성 질환들은 약 한 달 정도면 효과를 확인할 수 있다.

* 도드리 치료원리

닥터 도드리는
1. 몸을 이루는 물질들의 양자적 균형을 잡아주며
2. 미세전류를 공급해서 생체 전기를 정상화(보강) 시킨다.

우리 몸을 이루는 물질들은 원자에서부터 세포 구조물에 이르기까지 다양한 형태의 양자적 관계를 형성한다.
특히 원자 형태의 양자적 관계에서 전기장과 자기장이 만들어진다.
전기장의 원인은 스칼라파이며 자기장의 원인은 벡타파이다.
닥터 도드리는 간극 원리와 카투시우스 코일 원리를 통해 스칼라파와 벡타파를 자체적으로 생성한다. (전세계 16개국 특허 등록)
스칼라파의 생성 원인은 원자핵과 전자 간의 관계에 있다.
전자가 원자핵을 중심으로 진동하면서 스칼라파가 만들어진다.
이때 전자와 원자핵의 거리가 멀어지면 전류값이 높아지고 거리가 가까워지면 전압이 높아진다.
벡타파는 원자핵을 구성하고 있는 쿼크의 스핀과 원자핵의 중심부에서 생성되는 초양자 에너지의 관계에 의해 생성된다.
이때 업쿼크와 다운쿼크의 서로 다른 방향의 스핀이 초양자에너지를 변화시켜서 자력의 양극이 생겨난다.

미세전류란 1mA 이하의 전류를 말한다.
인체에는 생체 전기가 흐르고 있다.
150mV, 0.2mA~ 0.6mA의 미세 전기가 흐르면서 신경 활동과 세포 통신에 영향을 미친다.
특히 DNA 공명에 결정적인 역할을 한다.
생체 전기가 약해지거나 흐름이 정체되면 그 과정에서 정신적, 육체적 질병이 촉발된다. 그런 질병을 치료하는데 필요한 것이 양자파와 미세전류이다.
질병은 몸을 이루고 있는 세포 구조물의 상태에 의해 야기된다.
특히 세포 구조물의 막간 거리에 따라 질병이 생겨난다.

세포 간의 거리가 너무 가까워지면 부종이 생겨난다.
이렇게 되면 세포의 영양 흡수율이 떨어지고 세포간 통신에 장애가 있게 되며 세포재생이 이루어지지 못한다.
세포 간 거리가 너무 멀어져도 질병이 생긴다.
이때 생겨나는 질병이 노화이다.
대부분의 노인성 질병의 원인이 여기에 있다.
세포 간 막간 거리에 이상이 생겨 질병이 생겼을 때 그것을 치료하는 방법이 양자적 균형을 잡아주는 것과 미세전류를 공급하는 것이다.
세포의 양자적 균형은 하나의 세포 안에서도 이루어지고 근접한 세포 간에도 이루어진다.
한 개의 세포 안에서는 세포막의 안쪽과 바깥쪽에서 양이온과 음이온 간에 양자적 균형이 형성되고, 근접 세포 간에는 세포막의 바깥 테두리를 이루고 있는 양이온 간의 관계로써 양자적 관계가 형성된다.
일반적으로 세포의 막간 거리가 정상일 때는 앞서 말한 두 가지 조건의 양자 균형이 유지된다.
하지만 막간 거리가 훼손되었을 때는 두 가지 모두 양자적 균형이 깨어진다.
세포 한 개를 놓고서 양자적 균형이 깨어지면 세포의 이온채널이 훼손된다.
그 결과 영양흡수가 이루어지지 않는다.
근접 세포 간에 양자적 균형이 깨어지면 세포 통신이 두절된다.
그렇게 되면 면역 활동이 둔화되고 세포재생이 이루어지지 않는다.
닥터 도드리의 치료 원리는 미세전류와 양자파를 환부에 전사하는 것이다.
이때 전사되는 미세전류는 환부의 상태에 따라 서로 다른 극성이 쓰인다.
막간 거리가 가까워진 경우에는 플러스극을 환부에 전사하고 막간 거리가 멀어진 경우에는 마이너스극을 환부에 전사한다.
이 과정에서 세포의 막간 거리가 자동으로 조율된다.
미세전류를 통해 세포 간의 거리가 조율될 때 양자파가 함께 전사된다.
그렇게 되면 세포들이 양자적 균형 상태를 이루게 된다.

* 닥터 도드리 특징

1. DC 미세전류 치료기 (2등급 의료기기)
2. 양극(음극, 양극) 활용 (환부의 상태에 따라 서로 다른 극 활용)
3. 환부 상태에 따라 전류 세기 자동 조절
4. 빠르고 즉각적 효과 (통증, 부종 등 경미한 증상은 5분 ~ 20분 이내 완화)
5. 일체의 부작용 없음 (자체 기술로 개발한 생체 호환 미세전류 활용)
6. 간편한 조작 및 사용법 (외부 AC 전기를 사용하지 않아 전자파가 없고 자체 충전됨)

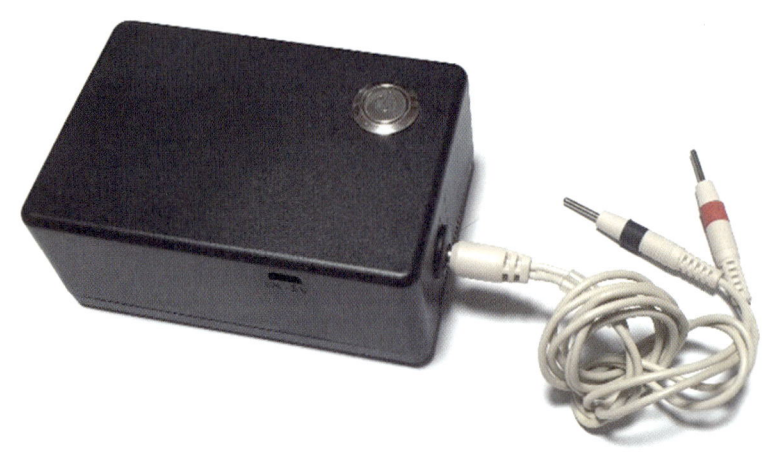

* 닥터 도드리 기능

1. 통증억제

- 세포의 막간 거리 조정을 통한 통증 억제
- 훼손된 말초신경을 재생시켜 통증 억제
- 환부의 전기적 저항을 해소시켜 통증 억제
- 통증억제물질 분비를 촉진하여 통증 억제
- 통증 유발 물질을 해소시켜 통증 억제

암 통증 억제 사례
▲ 대장암에서 간암, 폐암으로 전이된 환자 (여성. 60대)
▲ 요막관암에서 전립선암, 복강암으로 전이된 환자 (남성.

40대)
▲ 간경화, 간암에서 폐암으로 전이된 환자 (여성. 60세)
▲ 유방암에서 임파 전이된 환자 (여성 60세)
▲ 유방암에서 임파, 자궁암으로 전이된 환자 (여성. 40대)
▲ 난소암에서 대장, 간, 폐로 전이된 환자 (여성. 50대)
▲ 대장암에서 폐암으로 전이된 환자 (60대)
▲ 골수암 환자 (여성. 50대)

2. 항노화 기능

- 세포 간 거리가 좁아지면서 생기는 부종 치료
- 세포막 이온채널 훼손으로 생기는 영양실조 치료
- 말초신경 저항이 커지면서 생기는 만성통증 해소
- 세포 간 거리가 넓어지면서 생기는 노화 치료
- 피부 재생 (기미, 잡티제거 탁월)
- 통증 및 염증을 해소하여 스트레스 호르몬 분비 억제
- ATP 500% 증가
- 혈액 순환 촉진
- 단백질합성 기능 향상
- 줄기세포 활성화
- 유전자 복구 기능
- 텔로미어 충전 기능
- 바이러스 및 세균억제
- 신경세포 재생
- 면역력 증가

* 치료 사례

◎ 일반 통증, 관절질환
경추 디스크, 요추 디스크, 척추관협착증, 오십견, 슬관절염, 족관절염, 주관절염, 류머티즘, 퇴행성관절염, 삼차신경통, 턱관절 장애, 편두통

◎ 내분비질환
갑상선 질환, 자궁내막증, 자궁내막증식증, 생리불순, 생리통, 자궁근종, 난소종양, 당조절장애(1,2형당뇨)

◎ 면역 질환
천식, 아토피, 알레르기성비염, 비후성비염, 축농증, 중이염, 류머티즘 관절염, 기관지확장증

◎ 신경정신질환
치매, 불안증, 우울증, 강박장애, 조현병, 불면증

◎ 순환계질환
관상동맥질환, 심근질환, 심장박동 이상

◎ 소화기 질환
식도염, 인후두염, 췌장염, 복통, 기능성 소화불량, 간염, 담관염

* 미세전류 국내외 관련 논문

미세전류치료에 관한 연구 논문은 약 2천 편 정도가 있다.
• 상처치유 효과
• 통증 완화 효과
• 관절 가동성 증가 효과
• 골절, 관절염 치료 효과
• 뇌 손상 회복
• 보행능력 개선
• 스트레스 호르몬의 감소
• 암 환자 치료 후유증 관리
• 치아교정 시 치아 이동의 속도 촉진
• 체세포를 역분화 줄기세포로 바꾼다
• 암세포를 역분화 줄기세포로 바꾼다

• 미세전류치료기(MENS)는 지금까지 사용해오던 경피 신경전기 자극치료기(TENS)나 간섭파 치료기(ICT) 등과 같은 일반 전기자극치료와는 여러 가지 측면에서 다른 특징을 가지고 있다.
 • 전류의 강도가 μA 단위로써 mA 단위를 사용하고 있는 기존의 전기치료와 구별이 되며 무엇보다도 치료 이론에서 차이가 있다.
• 1991년 노벨 의학상을 수상한 독일의 에르빈 네허박사와 베르트 자크만박사의 세포 내 이온통로에 관한 학설과 세포 통신 이론이 주된 이론적 배경이다.

• 미세전류 치료의 효과
- 일반적 손상 회복 및 골절 치유 촉진, 조직재생 효과 등의 연구들이 현재까지 지속되고 있으며, 최근 국내적으로는 류머티즘, 골절, 피로 등의 회복에 관한 인과적 연구가 주축을 이루고 있으며 국외 연구에서는 회복에 어려움을 겪는 암 및 당뇨성 손상 등의 세부적이며, 다양한 연구가 지속되고 있다
(미세전류 자극이 척주세움근의 피로 지수에 미치는 영향, 2013, 강다행)

• 손상 전류
- 조직이 손상을 당하면 손상된 조직에는 원래의 세포막에 대전되어 있던 전류와는 다른 전류가 비정상적으로 대전되게 되는데, 이것을 손상전류라 부른다.
- 손상전류의 발생에 대해 최초로 실험적으로 관찰한 사람은 Dubois-Reymond으로 이미 1843년에 실험이 행해졌다.
(DuBois-RemondE.(1843).Annual Review of Physical Chemistry,58,1-301)

• 손상 전류
- 1982년에 Barker 등이 상처 1cm 당 약 10µA의 전류가 흐르고 있음을 증명하였다.
- 손상된 조직이 정상적이고 건강한 조직으로 회복되기 위해서는 원형질막의 회복과정을 자극하는 것이 필요한데, 이때 손상조직과 정상조직 사이에서 발생된 이온전류가 매우 큰 영향을 미친다. 이론적으로 이들 회복률은 침범된 조직을 통하여 외부에서 자극전류를 적절하게 부과함으로써 촉진시킬 수

있다.
• 극성에 따른 영향
- 전기 자극의 매개변수 중 극성은 단백질 합성, 세포 이주, 전기주성, 박테리아의 증식, 염증, 부종, 손상으로 인한 생체 전기적 추이의 과정에 영향을 미친다.
(AhmedA.F.,ElgayedS.A.,IbrahimI.M.(2011).Polarity effect of microcurrent electrical stimulation on tendon healing: Biomechanical and histopathologicalstudies. JournalofAdvancedResearch,3(2),109-117)

• 극성에 따른 영향
- 전기회로에서 단일 방향으로 전류가 흐를 때 조직에 있는 양이온, 섬유모세포, 활성화된 호중성 백혈구는 음극 쪽으로 이동하며, 음이온, 대식세포, 호중성 백혈구는 양극 쪽으로 이동한다.
따라서 조직 치유를 위한 전극의 극성은 상처 단계에 따라 변경하는데, 조직 치유의 단계 중 염증 단계에서는 호중성 백혈구와 대식세포의 전기주성에 따라 양극을 적용하고 증식기와 재형성기에서는 섬유모세포의 전기적 주성에 따라 음극을 적용한다.
(김태열, 박장성, 이정우등. 임상전기생리학. 서울, 이퍼블릭 코리아, 2009)

• 상처 치유의 기전
- Becker는 전류에 의한 손상 전위의 회복을
- Carey와 Lepley는 미세 순환 증진과 대식 세포, 백혈구 이

동의 촉진을
- Harrington 등과 Brown 등은 상피 세포 이동 촉진을 발표
Becker RO. The direct current control system. A link between environment and organism. NY State Med. 1962;62:1169-1176.
Carey LC, Lepley C. Effect of continuous direct current on healing wounds. Surgical Forum. 1962;13:33-35. Harrington DB, Meyer R, Klein RM. Effect of small amount of electrical current at the cellular level. Ann NY Acad Sci.1974;238:300.
Brown M, McDonnel MK, Menton DN. Polarity effects on wound healing using electrical stimulation in rabbits. Arch Phys Med Rehabil. 1989;70:624-628 .

• 상처 치유의 기전
- Ionescu 등은 단백 합성 능력 촉진을
- 전기 자극으로 인한 세균 성장 억제 및 살균의 기전으로
- 첫째, 단세포 세균에 지속적으로 전기 자극을 가하면 미생물의 항상성이 깨져 세균이 죽게 된다는 것과
- 둘째, 전기 자극이 세포막 수송 등의 조절 기전 및 효소 활성을 비가역적으로 파괴하여 세포 내 활성을 파괴하거나 변화시켜 세균의 성장 속도를 지연시킨다고 Wheeler 등은 제시하였다.
Ionescu A, Ionescu D, Milinescu S, et al. Study of efficiency of diapulse therapy on the dynamics of enzymes in burned wound. 6th International Congress

on Burn, San Francisco, CA. Aug 31,1983. Wheeler PC, Wolcott LE, Morris JL, et al. Neural considerations in the healing of ulcerated tissue by clinical electrotherapeutic application of weak direct current:findings and theory. In Neuroelectric Research. Reynolds DV and Sjoberg AE(Ed), Charles C Thomas, Springfield. 1971:83-89

• 상처 치유
- 토끼의 피부 상처에 200µA-800µA 로 24시간 전기 자극하여 피부 세포의 운동을 관찰한 결과 양극 밑에서 상피 세포의 이동이 현저하다.
Harrington DB, Meyer R, Klein RM. Effect of small amount of electrical current at the cellular level. Ann NY Acad Sci. 1974;238:300.
- 돼지의 상처 부위에 양극 은전극을 매입하고 50µA ~300µA 의 연속 직류전류로 자극한 결과 5일 후 콜라겐 합성률이 증가하였고 상피화가 빨라져 상처 치유가 촉진된다.
Alvarez OM, Mertx PM, Smerbeck RV, etal. The healing of superficial skin wounds is stimulated by external electrical current.] Invest Dermatol. 1983;81:144-148 .
- 사지 마비, 하지 마비, 편마비, 당뇨병, 화상, 말초 혈관 질환, 골절, 절단 환자의 피부궤양에 200µA ~800µA, 200µA ~1000µA 의 두 가지 형태의 저강도 직류전류를 적용한 결과,

궤양 치유 속도가 2배 빨라졌다.
Gault WR, Gatens PE. Use of low intensity direct current in management of ischernic skin ulcers. Phys Ther. 1976;56:265-269

• 상처 치유
- 30명의 궤양 환자를 대상으로 100μA 의 저강도 직류전류로 자극하고 보존적 치료군과 상처 크기 변화를 측정하여 비교한 결과 전기 자극군의 치유 속도가 1.5-2.5 배 빨랐다.
Carley P1. Wainapel SF. Electrotherapy for acceleration of wound healing: low intensity direct current. Arch Phys Med Rehabil. 1985;66:443-μ6.
- 맥동 빈도 0.3pps, 강도 400μA의 미세 전류 신경근 자극기로 2.5주 동안 욕창 부위를 자극한 결과 욕창 치유 속도가 빨라졌다.
Skinner BT, Calandrino FJ, Hartlein JH, etal. Efficacy of microcurrent electrical nerve stimulation (MENS) in treatment of pressure ulcer. 2nd Joint congress of Canadian Physiotherapy Association and Americam Physical Therapy Association, Toronto and Ontario, June 4-8, 1994

• 상처 치유
- 포도상구균에 감염된 흰쥐 및 토끼의 대퇴골에 6μA의 음극 직류전류를 1시간 동안 통전시킨 결과 포도상구균의 성장 속도가 감소되었다고 하였으며, 은전극을 사용할 경우 양극에서

살균 효과가 높고 6μA -1.4mA 정도의 낮은 강도의 음극 직류가 미생물의 성장을 억제하는데, 이는 pH의 변화가 원인이라기보다는 전기화학적 반응에 의한 것이다.
Barranco SD, Sradaro JA, Berger TJ, et al. In vitro effect of weak direct current on staphylococcus aureus. Clin Orthop. 1974; 100:250-255.
- 대장균을 대상으로 0.2mA~100mA 강도의 직류전류와 교류전류를 적용한 결과 교류전류에서는 살균 효과가 없었으나 직류전류에서는 대장균의 성장 속도가 현저하게 감소되었고, 토끼의 피부 창상에서 Pseudomonas aeruginosa의 성장 속도가 감소되었다.
Rowley BA. Electrical current effect on E.coli growth rates. Proc Soc Exp Biol Med. 1972;139:929-934.
Rowley BA, McKenna 1M, Chase GR. The influence of electrical current on an infecting microorganism in wounds. Ann NY Acad Sci. 1974;238:543-551.

• 통증 완화
- 미세전류는 원심성 수축운동 후 발현된 지연성 근육통 중재방법으로 아무런 중재가 없는 대조군에 비해 효과적이며, 50 μA 보다 300 μA 로 자극하는 것이 좀 더 효과적이라는 사실이 밝혀졌다.
(유재영 , 미세전류 자극강도가 원심성 수축운동 후 발현되는 증상과 체중심 및 보행 인자에 미치는 영향, 2013)
- 측두하악 관절 장애 환자 중에서 동통을 호소하는 환자를 대상으로 미세전류 치료 시 하악 운동량의 증가와 동통의 완

화에 효과가 있음을 보고하였다.
(김현숙, 미세전류 적용에 따른 측두하악관절장애 환자에 대한 치료 효과, 연세대학교 대학원 석사학위 논문, 1995)

• 골절 회복
- 토끼 경골 골절 후 표면전극을 사용하여 실험기간 동안 하루 24시간 20-25μA 의 지속적인 미세전류 자극을 한 결과, 골형성단백질 BMP-4의 발현 증가를 확인했다.
(조미숙, 미세전류가 토끼 경골의 골절 후 BMP-4 발현에 미치는 영향, 한국콘텐츠학회논문지, 제10권, 제3호, pp. 196 - 203, 2010)
- 인위적으로 유발된 쥐의 관절염에 15μA, 30μA 미세전류 자극 치료를 시행한 결과 연골세포의 파괴를 억제시키는데 유의한 결과를 확인했다.
(이병옥, 인위적으로 유도된 흰쥐의 류머티즘 관절염에 초음파와 극저전류치료가 미치는 효과, 용인대학교 석사학위논문, 2001.)

• 골관절염
- 미세전류 자극은 골관절염의 치유 과정을 촉진시키는데 행동학적 분석 결과 25μA 와 500μA 자극강도는 모두 치료 효과를 보였다. 그러나 조직학적 변화, 면역조직화학적 결과에서는 25μA의 자극강도가 관절연골의 골관절염 진행을 억제시키는데 더 좋은 결과를 보여주었다.
(진희경 등. 미세전류자극 강도가 흰쥐의 골관절염 회복에 미치는 영향, 2011)

• 뇌 손상 회복
- 토끼의 뇌를 손상시키고 손상 부위에 미세전류 자극 치료를 시행한 결과 회복 지표가 될 수 있는 별아교세포의 증식을 확인했다.
(김지성, 민경옥, 극저전류자극이 손상된 토끼 뇌의 별아교 세포 증식에 미치는 효과, 대한물리치료과학회지, 제9권, 제3호, pp.107-119, 2002)

• 암 환자 방사선 치료 후유증 관리
- 방사선 치료를 하는 두경부암 환자의 후유증인 섬유화 관리로서 경추의 가동성 및 개구 능력을 비교하였다. 26명 대상, 경추의 가동성이 증가하고 21명에게서는 개구 능력이 향상되었다. 일부 환자의 경우 혀 운동성, 안면 비대칭, 및 마비감, 입마름 등의 현상이 부가적으로 개선됨
Arlene J Lennox, Jeffrey P Shafer, Madeline Hatcher, Janice Beil, Sandra J Funder, Pilot study of impedance- controlled microcurrent therapy for managing radiation-induced fibrosis in, 2002

• 치아 교정
- 교정용 미니 스크류를 식립한 성인 여성 교정환자 7명의 상악 견치 후방견인시 실험측에 150gm의 기계적 교정력 외에 20 μA 의 직류 전류를 공급하는 초소형 전기 장치를 장착하여 견치의 근원심에 전류 자극을 흘려 대조군과 비교한 결과 1,2째주에서 33%, 3,4째주에서 21.4% 증가된 치아 이동을 보였다.

(김동환등, 초소형 전기자이에 의한 미세 전류가 치아 이동에 미치는 효과, 2008)

• 보행 개선
- 500μA 의 미세전류는 손상된 근육의 복원과 치유를 촉진시켜 보행 개선에 효과를 보였다.
(유재영,정진규, 미세전류 자극이 보행 개선에 미치는 효과, 2014)

• 스트레스 호르몬 감소
- MENS가 근육 근막의 회상 현상을 통하여 호르몬을 변화시키고, 생체전류를 자극하여 인체의 고유한 자기조정 기전을 촉진시킨다는 점은 심신의학 연구에 있어서 연구가치가 있음이 인정된다.
- ACTH, Cortisol, Epinephrine은 MENS 치료 후 유의하게 감소하였다.
(김성욱, 미세전류 전침이 스트레스 관련 호르몬에 미치는 영향, 경희대학교 한의학과 대학원, 2003)

전자약 치료 관련기사

▲ 전자기파로 줄기세포 만든다? (동아사이언스/2014/10/16)

미세전류는 암세포 죽이는 '전자 항암제'
암세포를 정상 세포로 복귀시키는 '역분화 현상' 실험 통해

입증 (MD 저널 2004. 7.1)

▲ 전기자극 이용하여 신경재생 기술 개발
(Advanced Materials 2016. 9월 14일자 표지 논문)

* 전자 패치 치료법

필자는 자체 기술을 통해 전자 패치를 개발했다. 전자 패치의 치료 기능은 대단히 포괄적이며 광범위하다. 특히 통증 치료에 탁월한 효과를 보인다. 대부분의 통증은 붙이는 즉시 사라진다.
전자 패치는 700mv, 0.2mA의 미세전류를 생성한다.
부착점에 따라서 다양한 질병을 치료할 수 있다.
치료 원리는 침을 놓는 것과 같으나 효과는 침보다 최소 100배 이상이다.
비염 치료는 붙이는 즉시 콧물이 멈추고 녹내장의 경우도 붙이는 즉시 안압이 떨어져서 시야가 맑아진다. 당뇨는 약을 먹은 상태에서 수치가 300 정도 나오던 사람이 하룻밤 만에 150 정도 떨어지고, 주름살의 경우 눈썹 사이 팔자 주름이 2주 정도면 없어진다. 관절 통증, 허리 통증, 두통 등은 붙이는 즉시 사라진다. 현재 식약처 의료기 등록 중이며 중분류 이학 진료기 2등급으로 분류 판정을 받은 상태이다.

* 전자 패치 치료 매뉴얼

1. 통증 완화

대부분의 통증이 붙이는 즉시 완화된다.
통증 강도나 부위에 따라 소모되는 개수가 다르다.
어깨 통증, 손목 통증, 팔꿈치 통증, 무릎 통증, 다리 통증, 목 통증, 두통, 신경통 등등

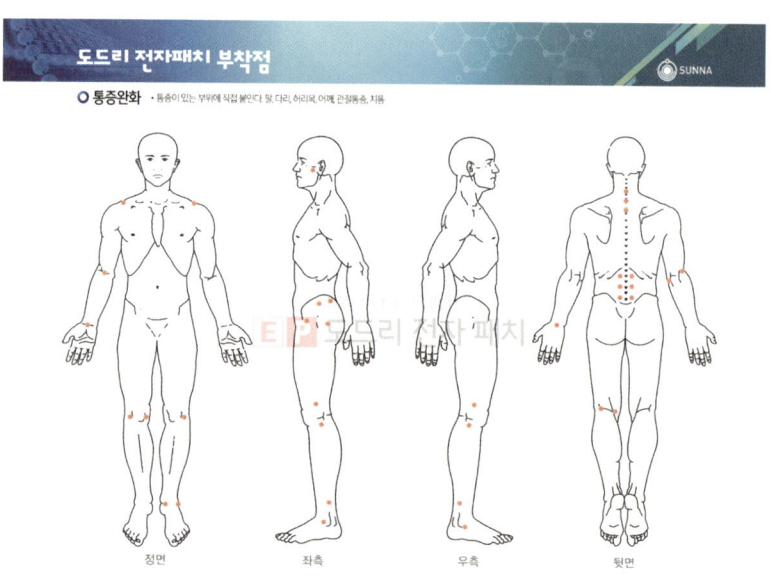

2. 눈 치료

1) 녹내장 : 부착 후 30분 이후부터 안압이 떨어지고 통증이 멈춘다.
2) 안구건조증 : 부착 후 3시간 이후부터는 눈물샘이 가동된다.
3) 백내장 : 부착 후 2주 정도에서 효과가 나타남

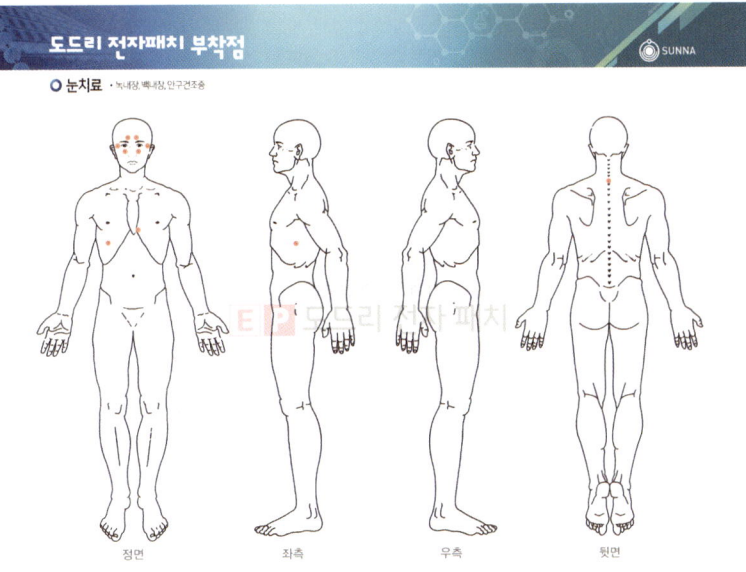

3. 코 치료

1) 비염 : 부착 후 30분 후부터 콧물이 마른다.
2) 축농증 : 부착 후 30분 이후부터 염증이 다스려진다. 1개월 부착 후 완치

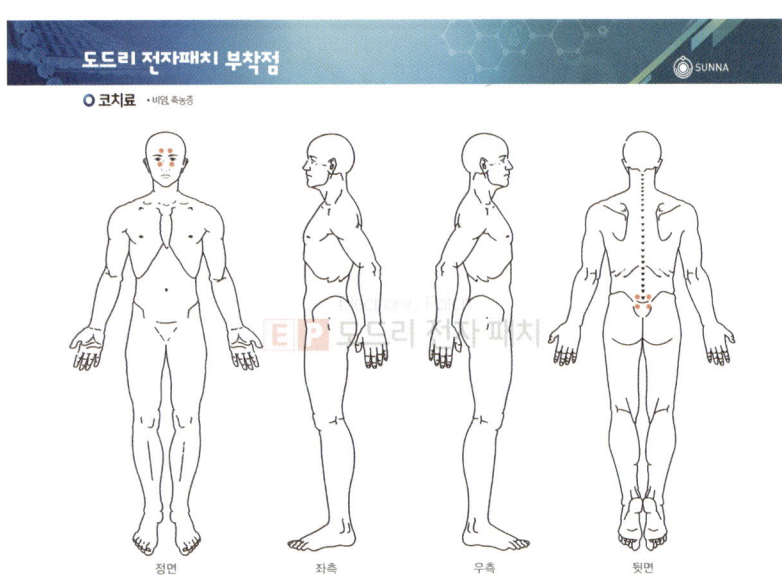

4. 바이러스성 질환

1) 대상포진 : 붙이는 즉시 통증은 완화되고 3일 안에 완치된다.
2) 아토피 : 완치까지 약 2주
3) 건선 : 완치까지 3개월(아주 심한 경우)
4) 쥐젖 : 부착 후 5일 완치
5) 물사마귀 : 부착 후 5일 완치
6) 감기 : 부착 후 30분 후부터 효과가 나타난다. 목감기, 코감기, 몸살감기 모두 효과.
7) 에이즈 : 꾸준하게 부착하면 1개월 후부터 면역수치가 올라간다.
8) 수두 : 부착 후 3일 완치
9) 홍역 : 부착 후 5일 완치

그밖에도 대부분의 바이러스성질환을 치료한다.

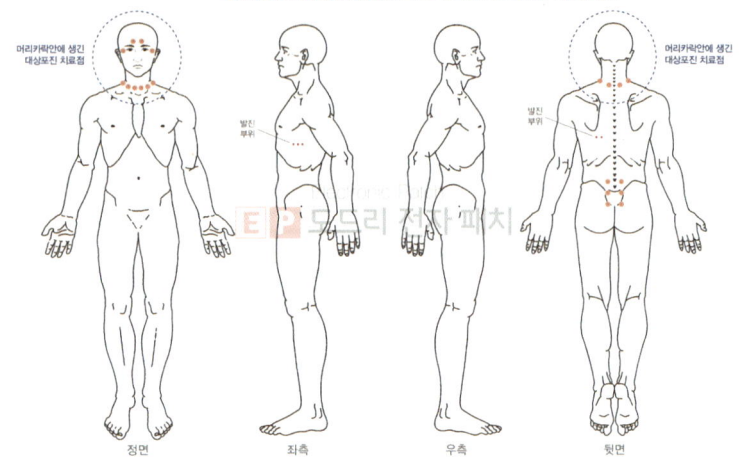

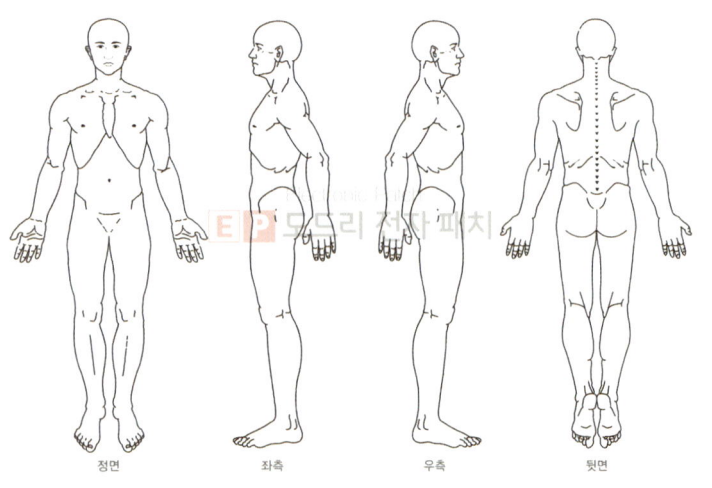

도드리 전자패치 부착점

○ **바이러스성 질환** · **감기** - 코감기, 목감기, 몸살감기, 기침감기 포함

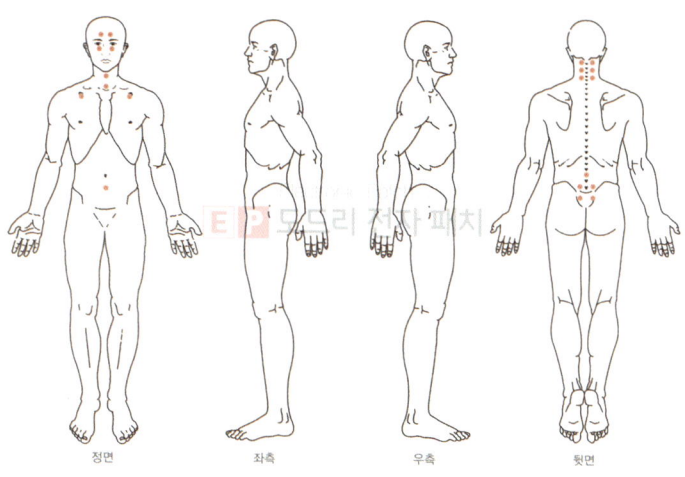

정면　　　좌측　　　우측　　　뒷면

도드리 전자패치 부착점

○ **바이러스성 질환** · 수두

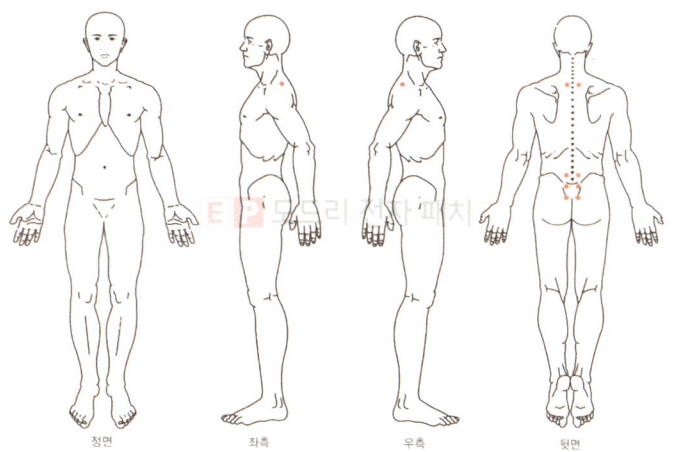

정면　　　좌측　　　우측　　　뒷면

도드리 전자패치 부착점

○ 바이러스성 질환 · **수족구** · 손바닥, 발바닥 판부는 기본으로 부착한다.

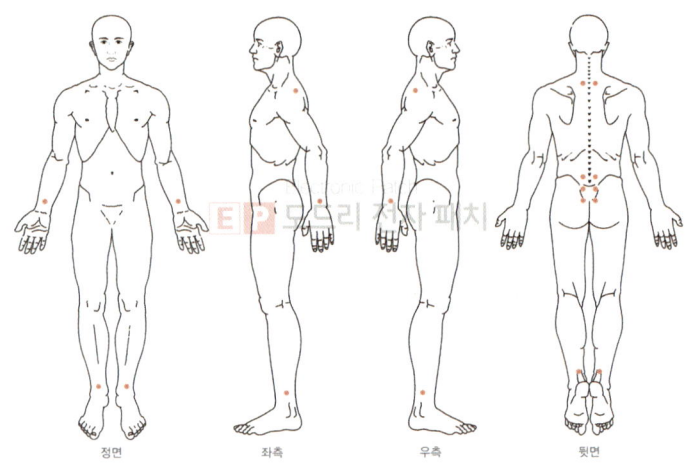

정면 　　　 좌측 　　　 우측 　　　 뒷면

도드리 전자패치 부착점

○ 바이러스성 질환 · 진드기 감염

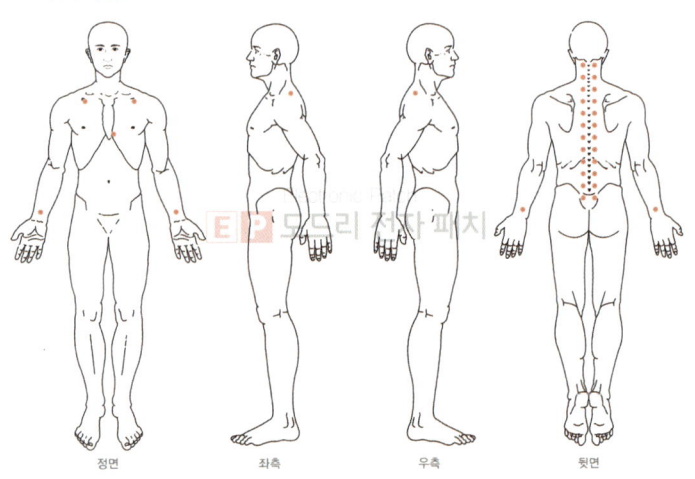

정면 　　　 좌측 　　　 우측 　　　 뒷면

도드리 전자패치 부착점

○ 바이러스성 질환 · 에이즈

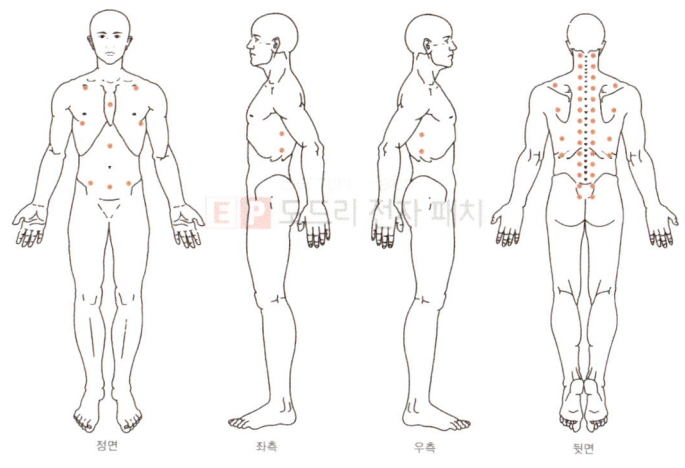

정면　　　좌측　　　우측　　　뒷면

도드리 전자패치 부착점

○ 바이러스성 질환 · 홍역

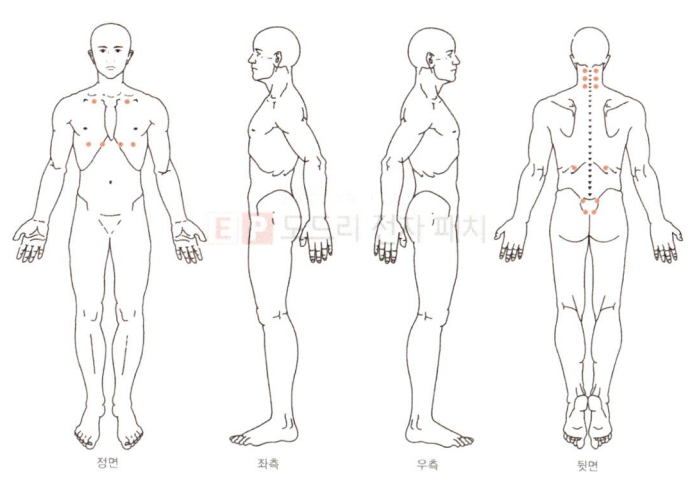

정면　　　좌측　　　우측　　　뒷면

5. 세균성 질환

결핵균을 비롯해서 염증을 일으키는 각종 세균을 억제하는 효과가 탁월하다.

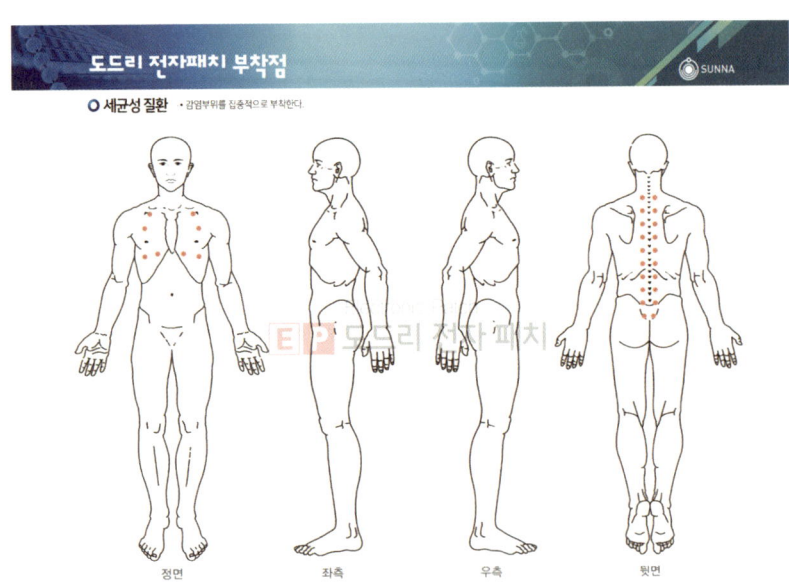

6. 내분비성 질환

1) 갑상선 기능저하, 기능항진 : 부착 후 4주 수치가 정상으로 돌아온다.
2) 전립선 비대증 : 부착 후 3일부터 효과가 나타난다.

3) 생리통 : 부착 후 30분 이내에 효과가 나타난다.
4) 생리불순 : 부착 후 1개월 후부터 정상으로 돌아간다.
5) 요실금 : 부착 후 1일 이내에 효과가 나타남.
6) 성 기능장애 (발기부전) : 부착 후 1일 이내 효과가 나타남

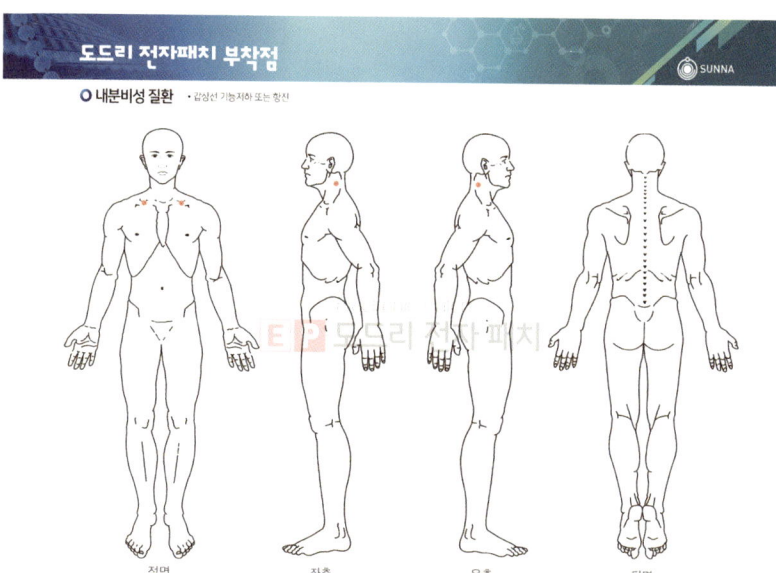

도드리 전자패치 부착점

○ 내분비성 질환 • 전립선 비대증 또는 발기부전

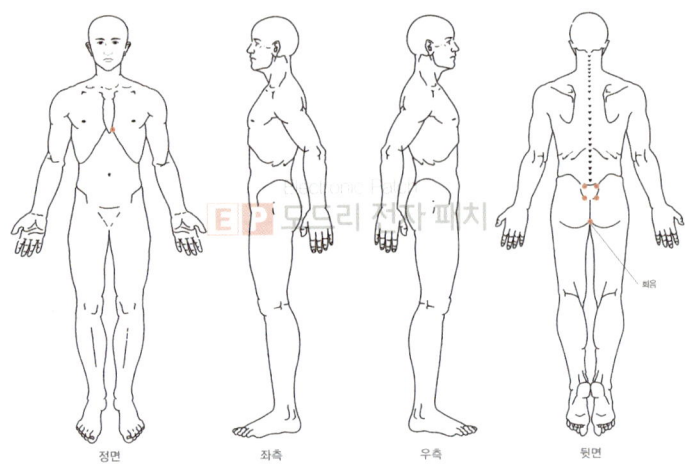

정면　　좌측　　우측　　뒷면

도드리 전자패치 부착점

○ 내분비성 질환 • 생리통, 생리불순, 요실금

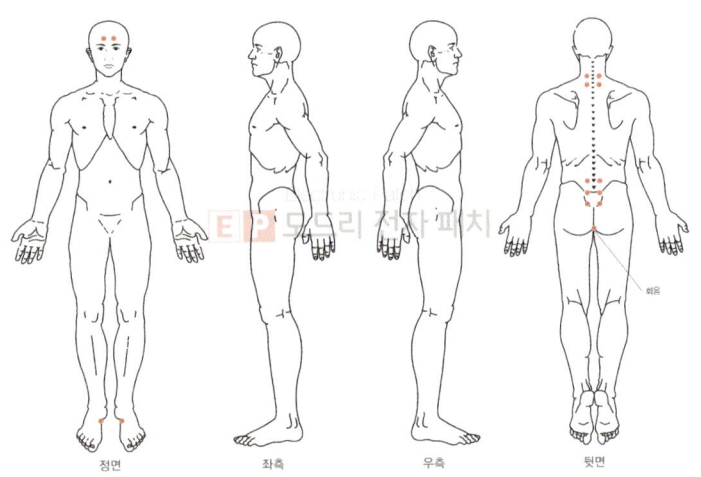

정면　　좌측　　우측　　뒷면

7. 연골재생

무릎 연골의 경우 1개월 정도 소요됨

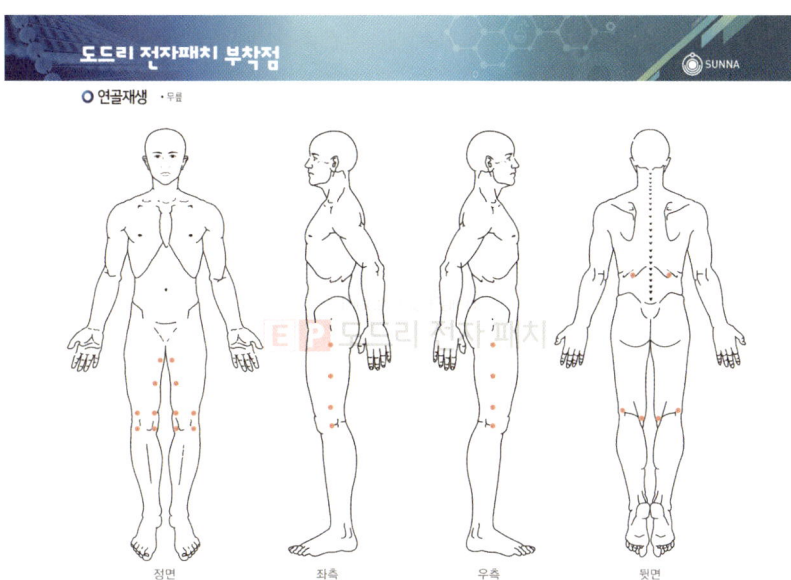

도드리 전자패치 부착점

○ **연골재생**　· 고관절

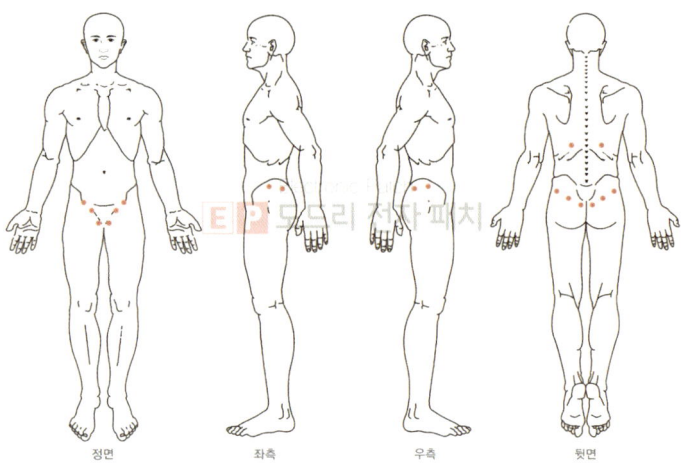

정면　　　　좌측　　　　우측　　　　뒷면

8. 면역성 증진

1개월 이상 부착할 경우 T 임파구 40% 증가
NK 세포 40% 증가

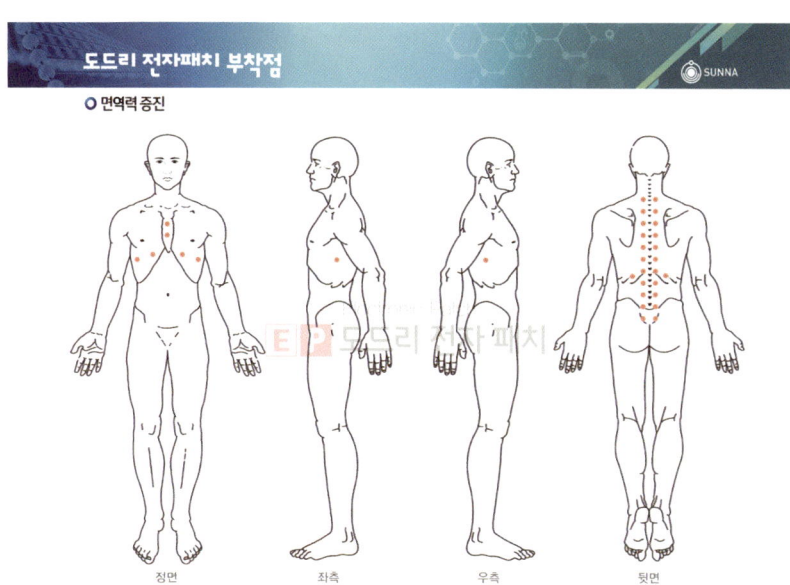

9. 자율신경 실조증

1개월 후 완치

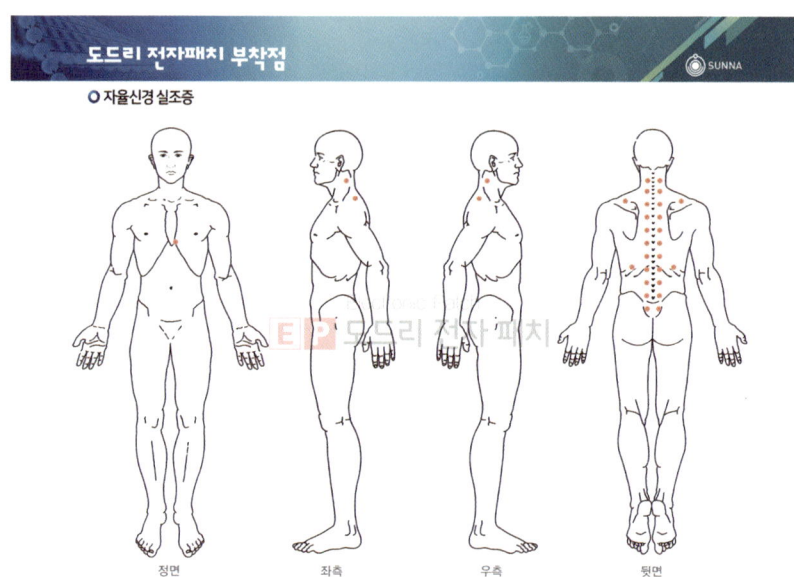

10. 고혈압

부착 후 1일째부터 혈압이 내려감.

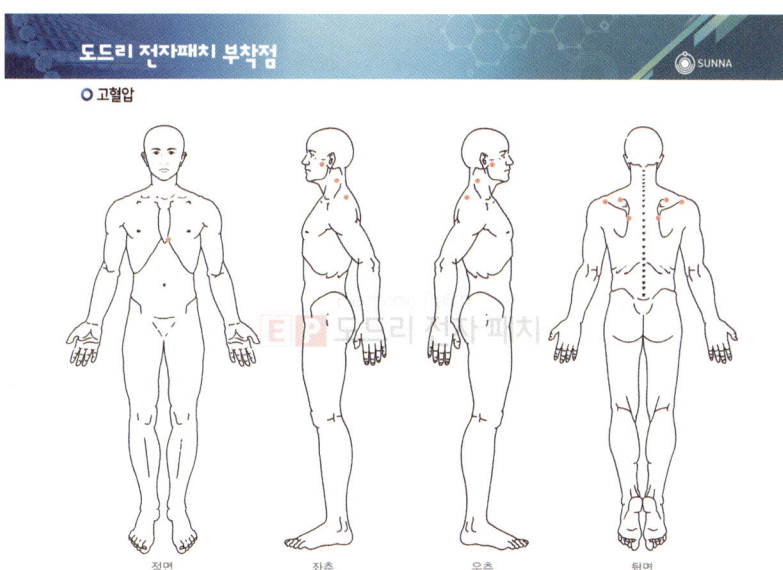

11. 당뇨

부착 후 1일부터 혈당이 내려간다. 약 50~100 정도. 3개월 부착 시 혈당 수치 정상으로 돌아가고 1년 정도 관리하면 2형 당뇨 완치.

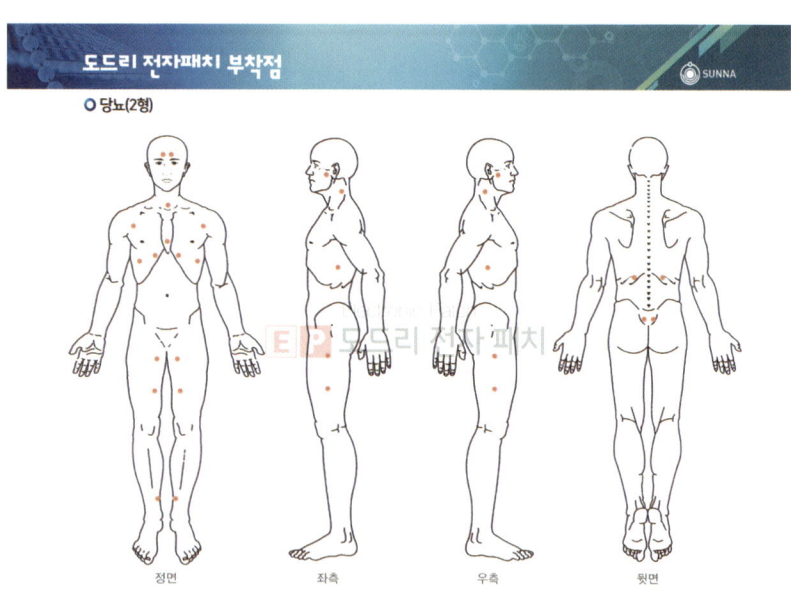

12. 위장병

소화불량인 경우 붙이는 즉시 효과가 나타나고 위염이나 위산과다, 위하수 같은 경우는 2개월 안에 완치된다.

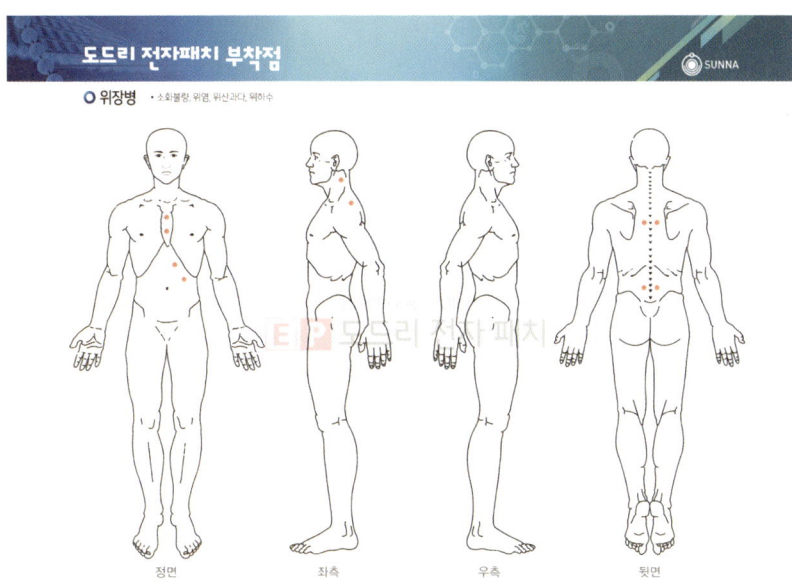

13. 기관지천식

부착 후 30분 안에 효과가 나타남.

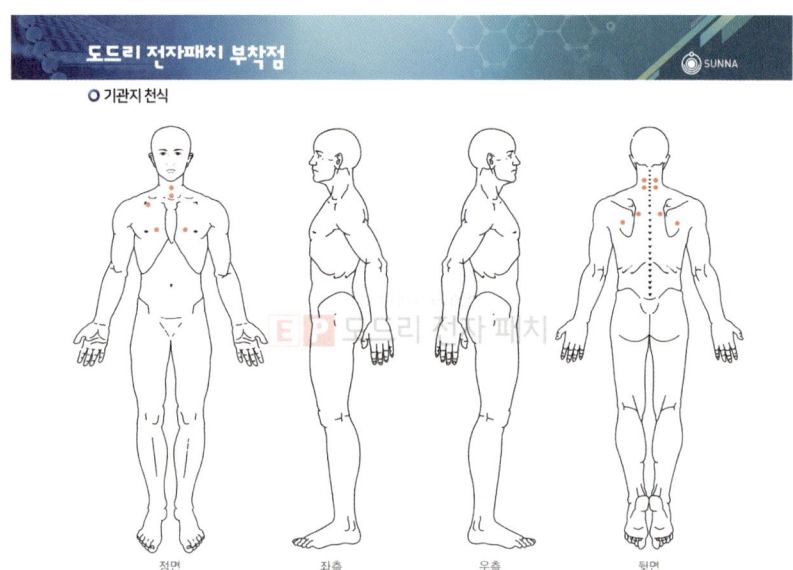

14. 혈액 내 염증수치 조절

부착 후 1일 후부터 수치가 떨어짐.

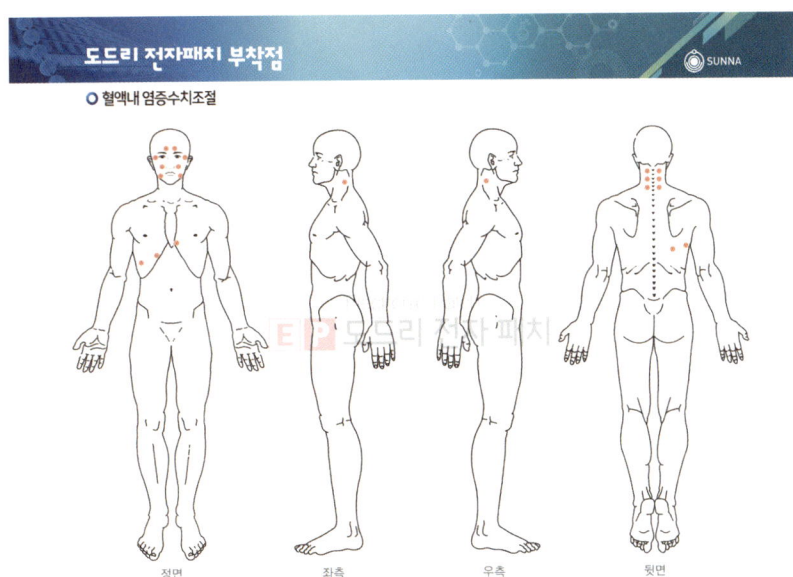

15. 심혈관 확장 기능

부착 후 3시간부터 효과 나타남.

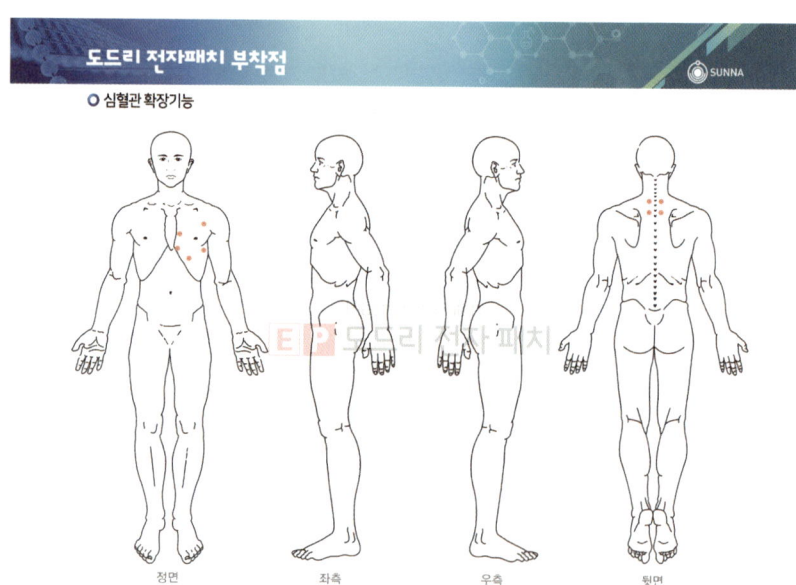

16. 간 기능 개선

1) B형간염 바이러스 억제 : 부착 후 7일부터 바이러스 개수가 줄어든다.
2) 간경화 : 부착 후 7일째부터 경화가 풀어진다.

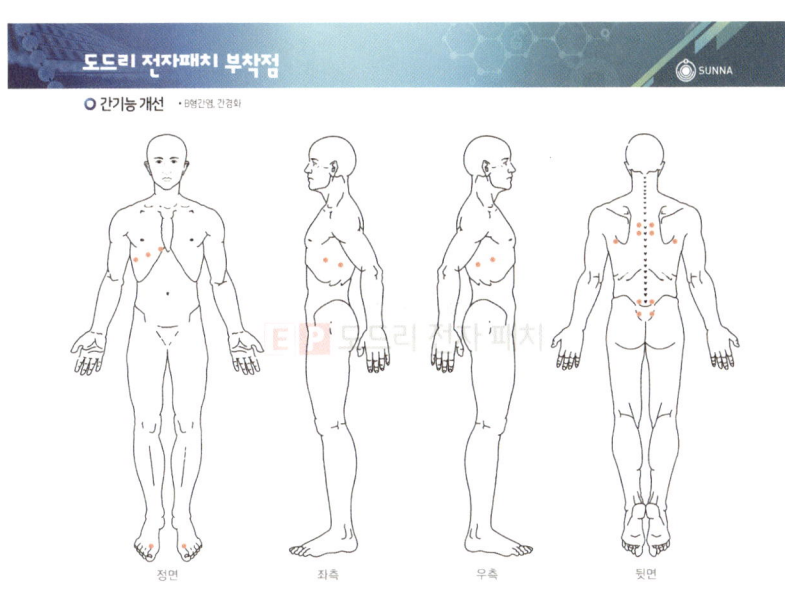

17. 신부전 치료

부착 후 3일부터 크레아틴 수치가 떨어진다.

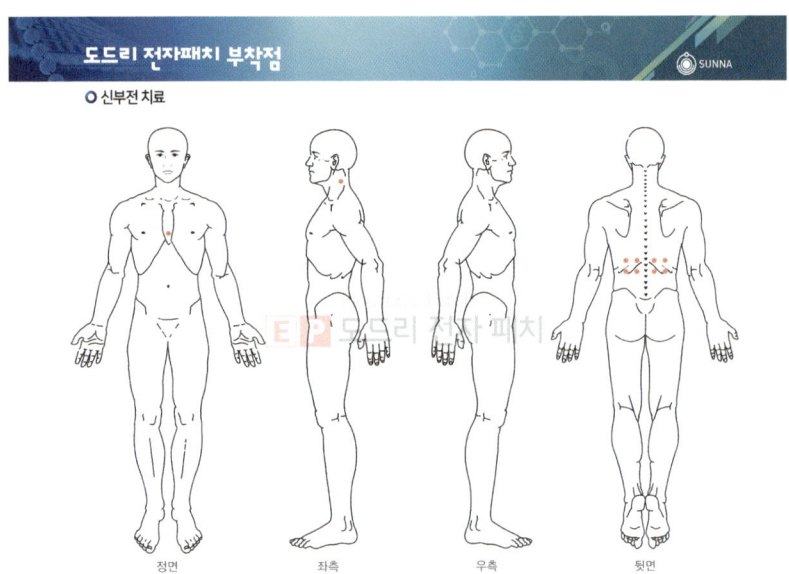

18. 대장염증 치료

세균성 대장염이 치료된다. 특히 식중독이 치료된다.

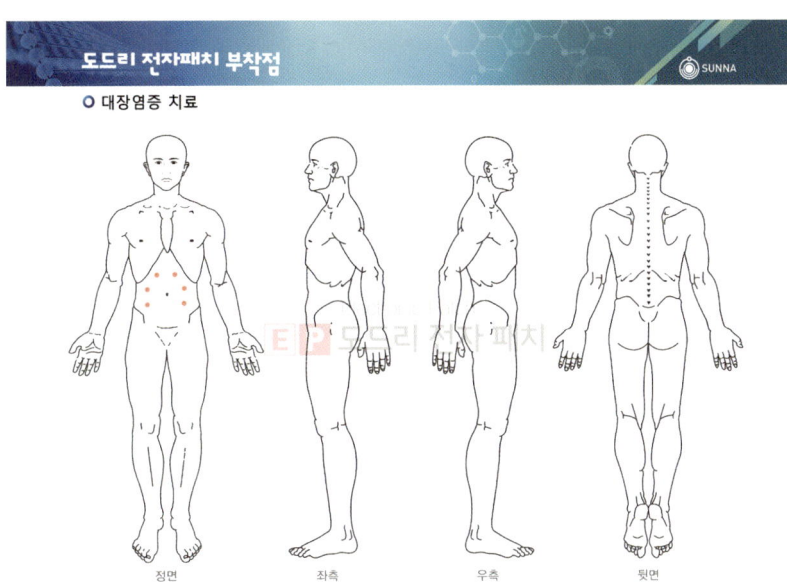

19. 상처 치료 및 해독 효과

1) 4배의 상처 치료 효과. 수술상처, 일반 상처
2) 독충에 물렸을 때 붙이는 즉시 통증이 없어지고 부기가 빠진다. 특히 벌 쏘였을 때.

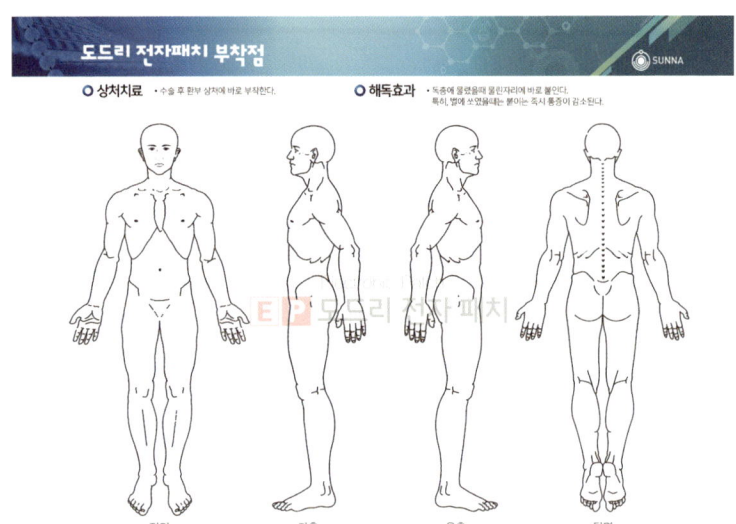

20. 임파 부종

임파 항진으로 생긴 부종은 부위에 상관없이 부착 후 1일부터 효과가 나타난다.

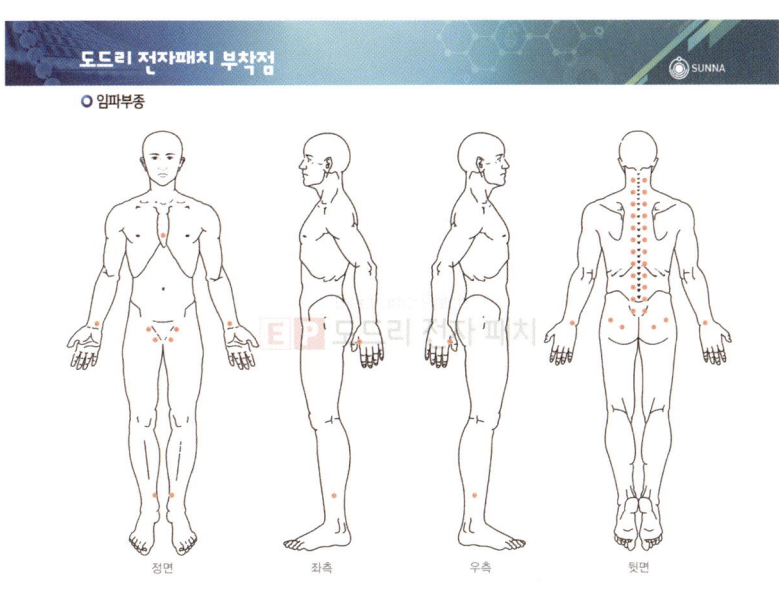

이 이외에도 다양한 효과가 있음.

* 전자 패치 피부질환 치료 사례

치료 사례 1은 외국여행을 갔다가 감염이 된 상태로 3년이 지난 뒤에 전신으로 퍼진 경우이다. 병원 치료를 받았으나 점점 더 심해져서 염증으로 발전된 상태. 도드리 요법과 황토방 찜질로 치료되었다.

치료 사례 2는 전신 피부염을 20년 동안 갖고 산 환자. 전자 패치로 치료되었음.

도드리 전자패치 피부질환 치료사례 1

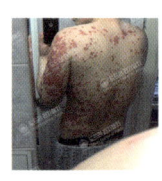
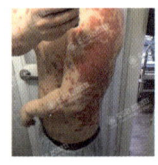
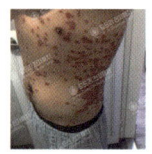
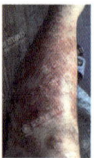
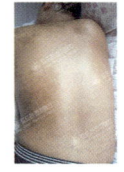
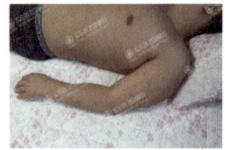
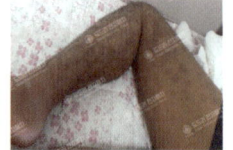

도드리 전자패치 피부질환 치료사례 2

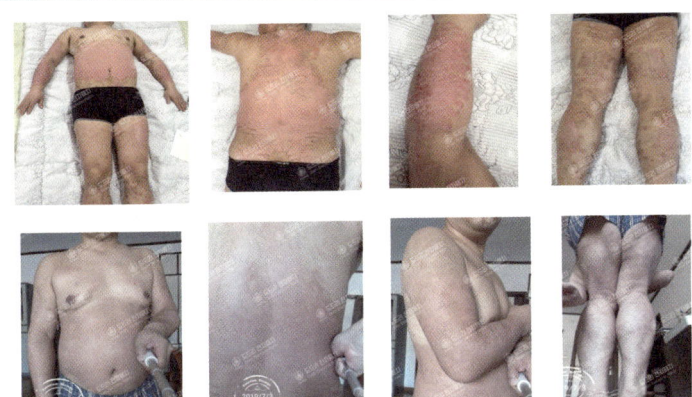

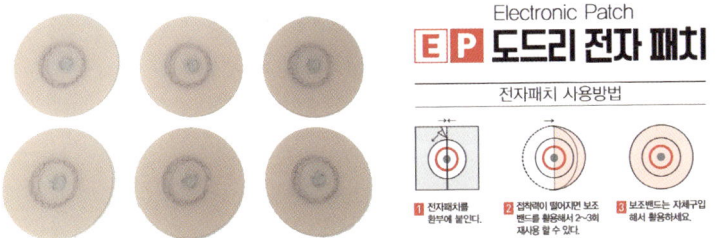

<전자 패치 사진>

4. 약차 치료법

필자는 고대로부터 전해진 다도 요법과 양자물리학의 원리를 접목시켜서 새로운 방식의 약차 요법을 개발하였다.
이를 일러 점다법이라 한다.
점다의 원리를 익히게 되면 자연과 교류할 수 있는 능력이 배양된다.
점다를 주관하는 사람을 팽주라 한다.
팽주는 본제 명상법을 통해 일정한 수행의 과정을 거쳐야 하며 본제 진단법을 익혀야 한다. 또한 차의 재료가 갖고 있는 약리를 알아야 한다.
점다법은 재료에 따라서 각각 차를 만드는 방법이 다르다.
점다법에 대한 방법은 필자의 책 '다도명상 점다'에 상세하게 수록되어 있다.

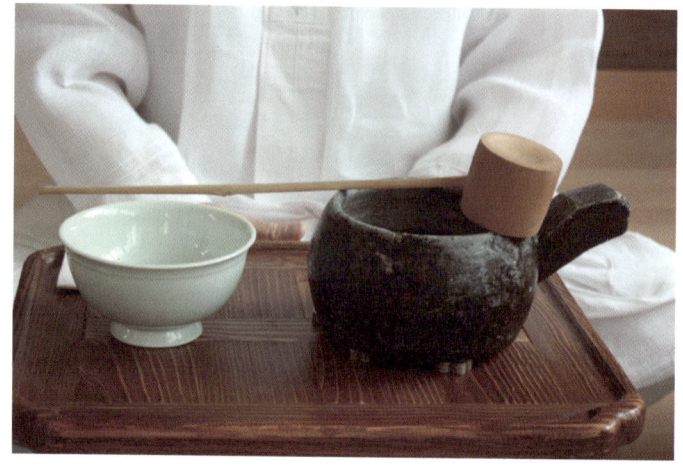

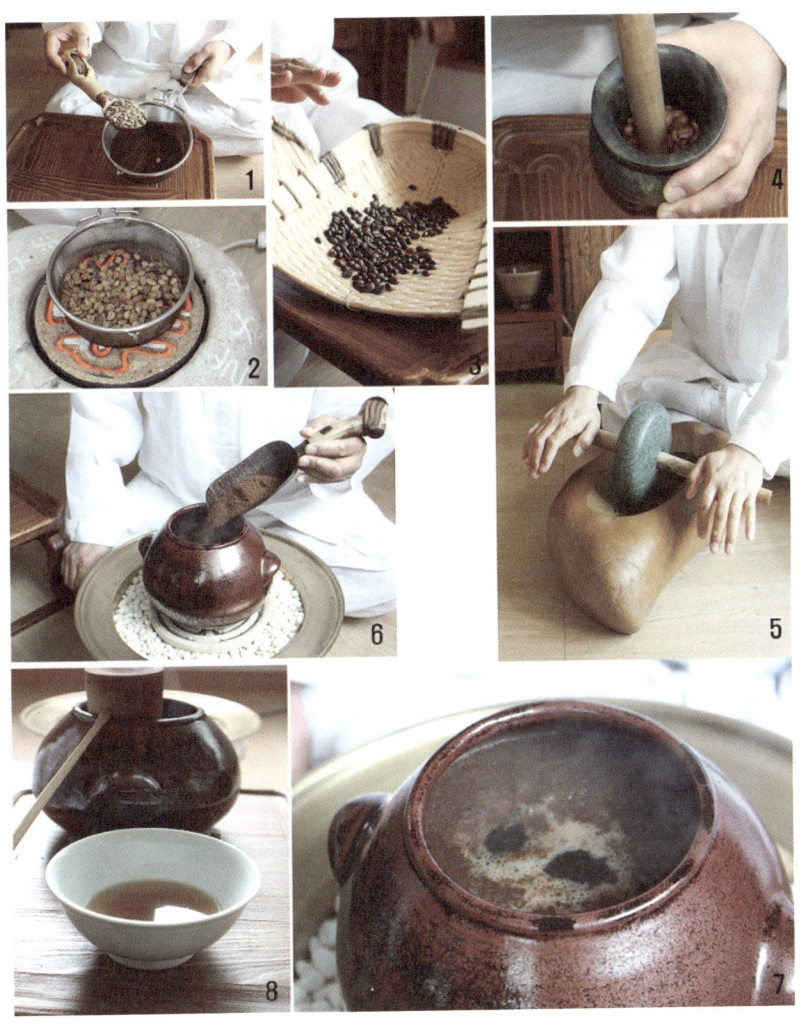

<점다 커피 과정>

5. 자연 공명 치료법

필자는 닥터 도드리와 자연을 이루는 네 가지 환경을 결합시켜서 치료의 효율을 극대화할 수 있는 여러 가지 도구들을 개발하였다.
첫째가 도드리 땅 치료기이다.
둘째가 도드리 물 치료기이다.
셋째가 도드리 나무 치료기이다.
넷째가 도드리 바람 치료기이다.
다섯째가 도드리 삼극 치료기이다.

1) 도드리 땅 치료기

도드리를 땅에 묻고 도드리와 연결된 간극선으로 특정 범위의 공간을 전자기적으로 독립시킨다.
대부분 테두리 길을 만들고 길을 따라서 간극선을 묻는데 이렇게 되면 테두리 안쪽 공간과 바깥쪽 공간이 전자기적으로 분리된다.
이렇게 만들어진 분리 공간의 내부는 그 안에서 살아가는 생명들끼리 전자기 공명을 일으킨다.
사람과 동물, 식물과 무정물 등 생명정보를 갖고 있는 모든 생명들이 전자기 공명을 통해 각각이 갖고있는 생명정보를 공유하게 되는데 이 과정에서 질병이 치료된다.
도드리와 연결된 간극선에서는 도드리의 출력 전류와 똑같은 미세전류가 생성된다. 이렇게 생성된 미세전류가 허공 쪽으로 약 1.5m 가량 펼쳐지면서 전자기 차폐막을 형성한다.
간극선이 깔린 길은 걷는 것만으로도 치료 효과가 있다.
이와 같은 방법으로 공간을 분리시키면 분리 공간 내부에 존재하는 모든 철 구조물들은 테두리가 생산해내는 최대 전기량의 약 30% 정도를 공명을 통해 충전한다.
인간의 몸속에는 철분이 함유되어 있다. 때문에 그런 공간에 사람이 있게 되면 철 구조물과 똑같은 양의 전기에너지가 몸 안에 충전된다.
일반적으로 철침을 몸에 꽂으면 약 250mV의 전기가 생성된다. 만약 테두리 길을 타고 흐르는 전기가 1.5V라면 분리 공간 내부에 기거하는 사람의 몸에는 500mV의 전기가 충전된다.
우리 몸에 흐르는 생체 전기의 최대 세기는 150mV이고 0.2mA ~ 0.6mA의 전류가 흐른다. 우리 몸은 이와 같은 조건의 생체 전기로 전자기 공간의 고유성을 유지한다.
몸을 구성하고 있는 60조 개의 세포는 150mV의 생체 전기를 통해 유전적 공명을 이룬다.
질병이 생기는 것은 세포간의 유전적 공명이 차단되었기 때문이다.
인간의 몸은 다섯 부위로 나누어진 공명 영역을 갖고 있다.
머리에 세 부위, 몸에 두 부위로 영역이 분리되어 있다.
이 다섯 영역은 신경의 시냅스나 세포의 호르몬 분비 그리고 유전자의 공명을 통해 서로 간에 내재된 생명정보를 공유한다.
만약 머리에서 시작된 특정 파동이 가슴 부위에 정확하게 전달되지 못하면 가슴 부위에서 질병이 생기고 다리 부위에 정확하게 전달되지 못하면 다리 부위에서 질병이 생긴다.
같은 머리 부위 안에서도 세 영역 간의 정보 공유가 단절되면 머리부 자체에서 질병이 발생한다.
이와 같은 과정으로 질병이 발생할 때 가장 중요한 원인으로 작용하는 것이 생체 전기의 세기이다.
생체 전기가 약해지면 그 부위에서 유전적 공명이 차단되고 그럼으로 인해서 질병이 발생한다.
생체 전기가 약해지면 신경의 시냅스 기능이 저하되고 면역력이 약해지며 유전적 공명이 차단된다.
이때 필요한 것이 생체전기 공급이다.
도드리를 활용한 땅 치료기는 외부적 치료행위가 별도로 이루어지지 않아도 500mV의 생체 전기를 몸 안에 충전시킨다.

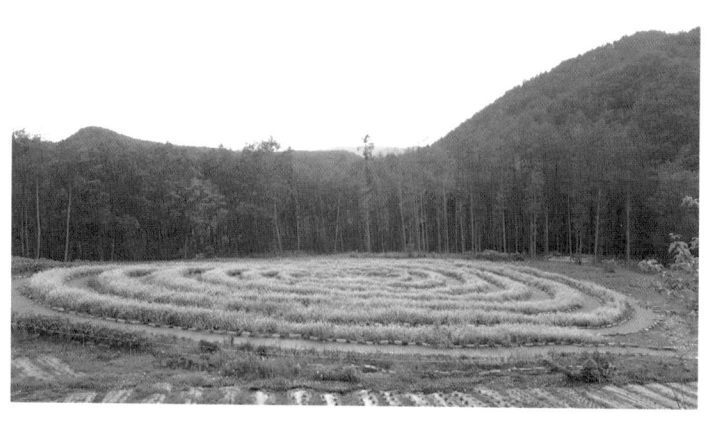

<땅 치료기1>

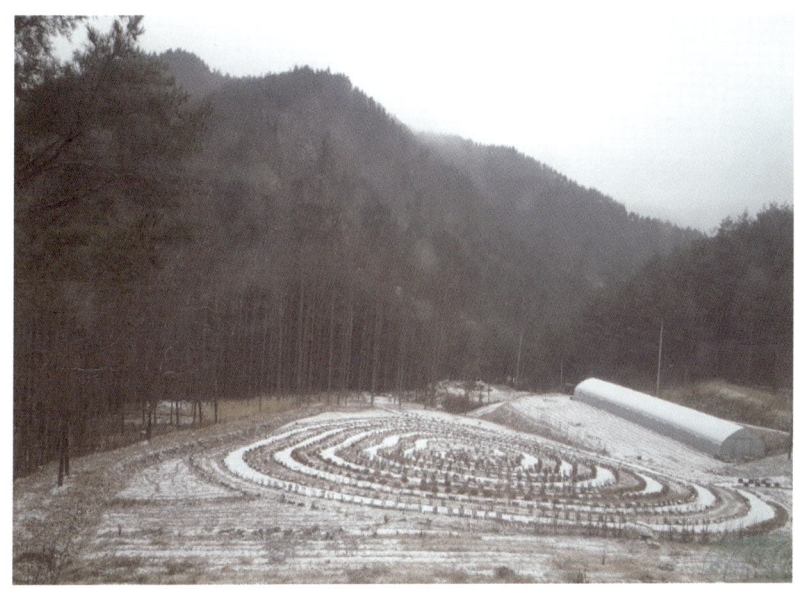

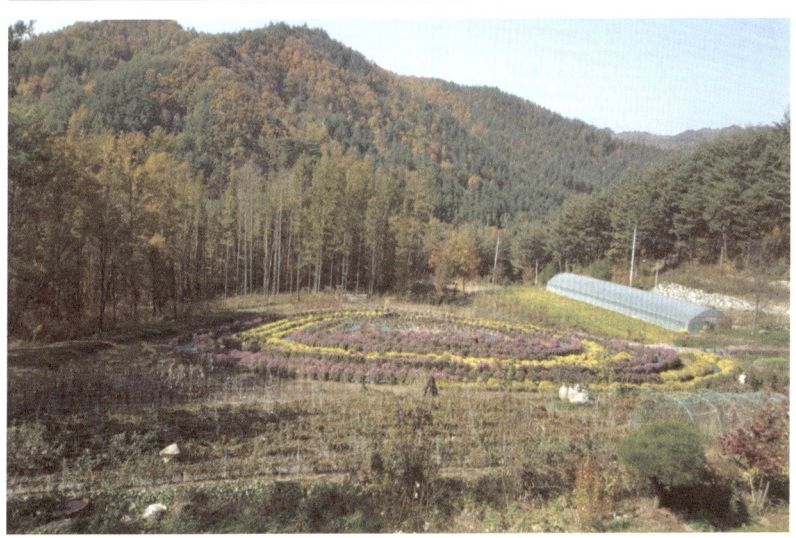

<땅 치료기2>

2) 물 치료기

도드리의 양 전극을 물에 담그면 물이 치료수로 변화된다.
그 물에 발을 담그면 발의 통증이 없어지고 손을 담그면 팔의 통증이 없어진다.
넓게 수면 공간을 만들고 도드리를 설치해서 여러 사람이 한꺼번에 치료할 수 있는 물 치료기를 만들 수 있다.
물의 깊이는 발목보다 얕게 하면 된다.
곳곳에 앉을 자리를 마련해서 발을 담그도록 하면 그것만으로도 통증이 치료된다. 물 치료기는 소마티드 응집장치로도 활용된다.
물 안에서 전자가 나선으로 운동할 수 있는 장치를 하게 되면 다량의 소마티드가 그 공간으로 모여들면서 세포 복원력을 극대화해준다.
50년 전 가스통 나상은 말기암 환자 1000명을 대상으로 소마티드 치료를 행했다. 그 결과 750명의 환자가 치료되었다.

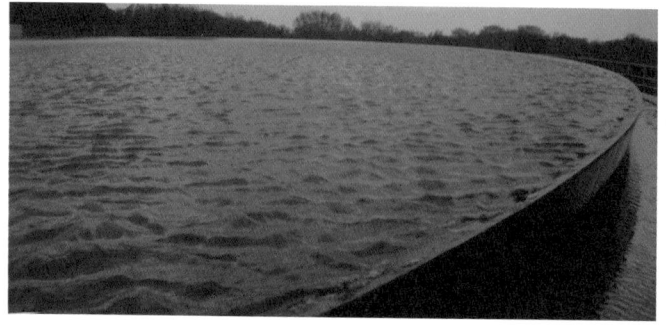

<도드리 물 치료기>

3) 나무 치료기

식물은 동물보다 10배가 더 많은 생체 광자를 갖고 있다. 생체 광자란 세포 생존에 관여하는 생명유지 인자이다. 식물이 갖고 있는 세포 복원력은 생체 광자로 인한 것이다. 식물 뿌리부에 전자기장을 설치해서 생체광자 채집장치를 만든다.
그런 다음 도드리와 채집장치를 서로 연결한다.
그렇게 연결한 도드리를 환부에 부착한다.
이렇게 하면 상처치유 효과가 10배로 빨라지고 통증이 치료되는 속도도 급격하게 빨라진다.
중풍이나 파킨슨, 루게릭 같은 중추신경계 질환을 치료하는 속도 또한 비약적으로 빨라지는데 일주일 정도 치료하면 손발의 마비가 풀어진다.
나무치료기를 화분에 심을 수도 있다.

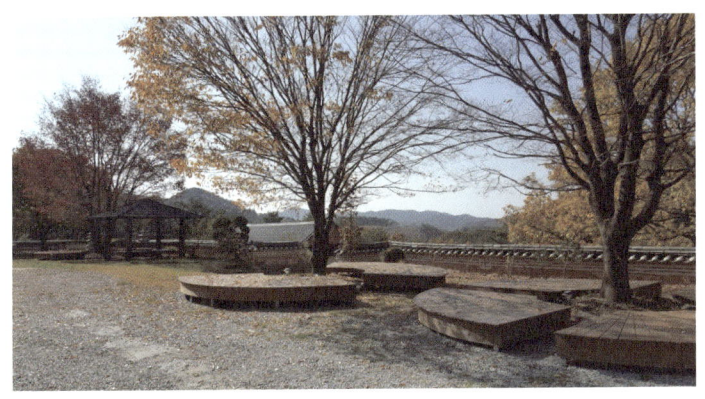

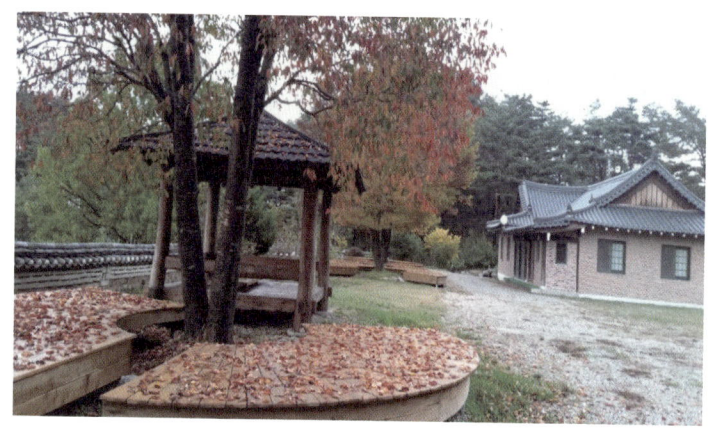

<도드리 나무 치료기>

4) 바람 치료기

공기 중에는 수분 입자가 내포되어 있다.
바람이 불면 공기 이동과 함께 수분 입자가 이동한다.
공기 중에 떠있는 수분 입자들은 서로 다른 극성으로 당기는 관계를 형성하기도 하고 서로 같은 극성으로 미는 관계를 형성하기도 한다.
이것을 인력 관계, 척력 관계라 한다.
이런 상태의 수분 입자들을 나팔 모양의 나선형관으로 끌어들이면 서로 같은 극끼리 작용하던 미는 힘이 응집되면서 강력한 척력이 생겨난다.
이것은 번개가 만들어지는 원리와 같은 원리이다.
이렇게 생성된 척력은 몸 깊숙한 곳에서 발생하는 통증과 염증을 다스려주는 효과가 있고 불수의근과 코어근육을 풀어주는 효과가 있다.
특히 종양성 경직을 풀어주는 데에 탁월한 효과가 있다.
바람 치료기와 도드리를 연결해서 환부에 전사하면 도드리의 미세전류와 바람 치료기의 척력이 합쳐져서 골수까지 전달된다. 그렇게 되면 골수에 생긴 질병까지 치료할 수 있다.
골섬유종이나 백혈병, 골수염을 치료하는데 탁월한 효과가 있다.
바람 치료기는 건물에 설치할 수도 있고 따로 구조물을 지어서 만들 수도 있다.

5) 도드리 삼극 치료기

12연기의 과정 중에 행의 과정에서 일어났던 에너지의 부딪침과 변화를 기계적으로 구현한 것이 도드리 삼극 치료기이다.
간극에서 생성되는 초양자 에너지와 전자기 에너지가 아래 위로 설치된 회로판을 타고 흐르면서 또 다른 간극을 형성시키고 그 사이에 몸을 노출시켜서 치료하는 기기이다.
이 장치는 건물로 지을 수도 있고 방 하나만을 구조화시킬 수도 있으며 침대 형태로 만들 수도 있다.
삼극 치료기 안에 몸이 들어가면 아래와 같은 효과가 나타난다.

① 생체전기 충전 효과
- 삼극장을 타고 흐르는 전기값의 3분의 1 정도가 몸속의 미네랄에 충전된다. 특히 철과 구리, 아연, 인지질 등에 충전된다.

② 줄기세포 전환 효과
- 몸을 이루고 있는 세포 중에 불안정한 상태를 갖고 있는 세포들을 줄기세포로 전환시킨다. 세포막이 훼손된 세포나 암세포, 바이러스에 전염된 세포, 세균에 감염된 세포들이 줄기세포로 전환된다. 베이커 박사가 구현했던 임파암 세포를 줄기세포로 바꾸는 방법도 이와 같은 원리가 사용된 것이다.

③ 양자적 공명 효과
- 뇌척수로 경로가 훼손되어서 몸을 이루고 있는 다섯 영역 간의 유전정보의 교류가 단절되었을 때 그것을 복구시키는 기능이 대단히 뛰어나다. 별도의 치료 행위 없이 삼극장 안에서 생활하는 것만으로도 치료 효과가 나타난다.

④ 암을 비롯한 각종 난치병을 치료할 수 있는 최고의 치료시스템
- 암은 암세포가 줄기세포로 바뀌면서 치료된다. 도드리로 치료할 수 있는 각종 난치병들이 치료되며 치료 속도가 세 배 이상 빨라진다. 통증을 억제하는 기능이 도드리만을 사용했을 때 보다 훨씬 뛰어나며 코로나에 감염되었던 환자들도 후유증 없이 완치된다.

⑤ 최고의 항노화 효과
- 삼극장 안에서 생활하는 것만으로도 나이가 거꾸로 먹는다. 70대 할머니가 50대로 돌아가고 60대는 40대 후반으로 돌아간다. 아래 사진은 삼극장 원리를 적용해서 만든 도드리

삼극 침대이다.

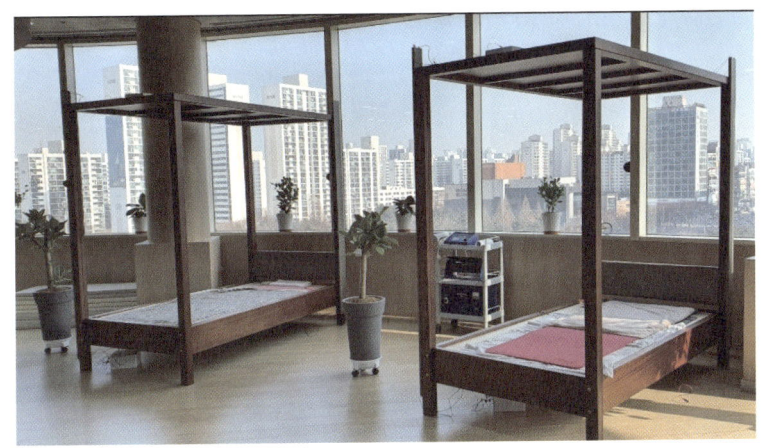

<도드리 삼극침대>

닥터 도드리 침대는 삼극과 양극을 이용한 회로판과 삼극 치료기를 연결하였다.
이층 침대 형식으로 제작되어 위쪽 회로판과 아래쪽 회로판을 연결하여 침대 안에 에너지장이 형성되도록 하였다. 잠을 자면서도 에너지가 충전된다. 초양자 에너지와 전자기 에너지는 혼재되어 있는데, 침대에 설치된 회로판은 두 가지 에너지가 표출될 수 있도록 만든 장치이다.
닥터 도드리 침대는 기본적으로 위에서 설명한 기능을 갖고 있으며 신경세포의 재생 효과가 탁월하다.
침대에서 잠을 자면서 침대 회로판으로부터 플러스선, 마이너스선, 삼극선을 뽑아서 몸에 전사시킬 수도 있다.

사용 방법은 닥터 도드리와 동일하게 세포 막간 거리가 가까워진 경우에는 플러스극을 환부에 전사하고 막간 거리가 멀어진 경우에는 마이너스극을 환부에 전사한다. 삼극선의 경우 특히 세포 재생에 탁월한 효과가 있는데, 플러스극과 마이너스극을 붙인 부위 반대편에 붙여준다. 예를 들어보면 플러스극과 마이너스극이 등 쪽으로 향하였다면 삼극선은 몸 앞쪽으로 향하도록 한다.

이 과정에서 세포의 막간 거리가 자동으로 조율된다. 미세전류를 통해 세포 간의 거리가 조율될 때 양자파가 함께 전사된다. 그렇게 되면 세포들이 양자적 균형 상태를 이루게 된다.

6. 식품 치료법

1) 해령천다

스트레스나 바이러스, 환경오염 등으로 뼈와 골수가 냉해지는 냉증을 앓는 사람이 많아졌다. 골수가 냉해지면 신경전달 체계가 둔화되고 면역력이 떨어지며 근육과 인대가 굳어서 여러 가지 병증을 유발한다.

필자가 개발한 식품 해령천다는 뼈(골수)의 냉기를 제거하고 면역력을 조절하는 효과가 있으며 18가지 병증에 대한 치료 및 예방효과가 있다. **(세계 11개국 특허 등록)**

해령천다와 함께 하는 찜질 요법은 10여 년간 3천건 이상의 임상사례로 다음과 같은 질환의 예방 및 치료 효과가 검증되었다.

- 면역조절효과 (면역성 저하, 면역성 과다 항진, 알레르기 질환, 호흡기 질환),
- 바이러스성 질환 (감기, 수두, 대상포진),
- 근골격계 (관절염, 교통사고 후유증, 좌골신경통, 오십견, 디스크),
- 신경계 (불면증, 갱년기장애, 저체온증, 수족냉증, 자율신경실조증, 산후풍)
- 혈관 질환 등

해령천다의 기능 중 면역조절 효과는 현존하는 제약 체계 안에서는 찾아볼 수 없는 독보적인 것이다. 향후 제약으로 등록하면 자가면역 질환을 치료하는 특효약이 될 것이다.

혈전 용해 효과는 아스피린보다 더 뛰어나다.

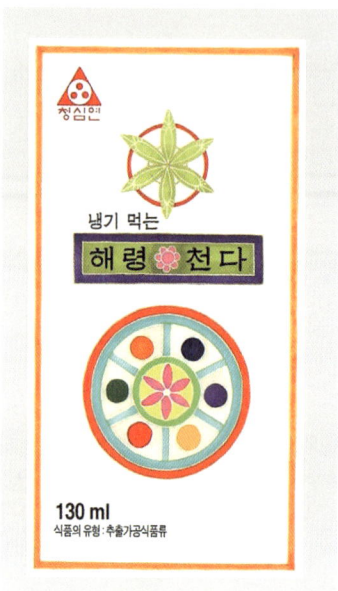 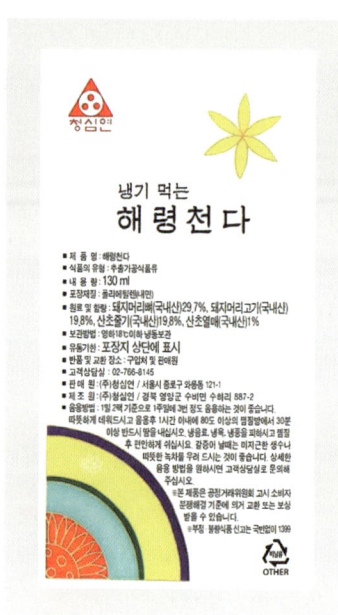

2) 환원 미생물

미생물 스스로가 전자를 생성, 저장해서 다른 생명에게 공급해줄 수 있는 기능성이 있는 미생물을 환원 미생물이라 한다.

지언상대로 존재하는 대부분의 미생물들이 전사 환원력을 갖고 있다.

하지만 생장환경에 따라 서로 차이가 난다.
환원 미생물은 생태적 성향에 따라 크게 두 종류로 나누어진다.
첫째가 중합성 미생물이다. 이는 식물의 뿌리부에서 자생하는 미생물이다.
이 미생물들은 양분을 합성하는 기능을 갖고 있다.
둘째가 분해성 미생물이다. 이는 식물의 잎이나 줄기끝에서 자생하는 미생물이다.
이 미생물들은 양분을 분해하는 기능을 갖고 있다.

자연상태에서 자생하는 식물들은 씨앗이 발아하는 과정에서부터 두 종류의 미생물과 공생관계를 형성한다.
식물과 공생관계를 형성한 미생물들은 뿌리부와 줄기부에서 서로 다른 기능으로 식물 생장에 관여한다.
뿌리부의 미생물들은 흙과 공기 속에 산재해 있던 무기물들을 합성해서 양분화시키고 줄기부의 미생물들은 광합성 작용을 도우면서 뿌리에서 올라온 양분을 분해해서 미세화시키는 역할을 한다.
이 과정에서 당분이 만들어진다. 당분은 뿌리로 내려가서 미생물의 먹이가 된다.
자연상태의 식물들은 약 -200mv의 전압으로 생명활동에 필요한 생체 메커니즘을 유지한다.
양분의 섭취와 이동, 그리고 소화 흡수 기능이 -200mv의 생체 전기를 통해 이루어진다.
식물이 이와 같은 생체 전기를 생성해내는 것도 미생물의 도움 때문이다.
즉 미생물이 만들어내는 전자 환원력이 뿌리에서부터 줄기까지 전자이동을 촉발시키고 이때 발생하는 전자기 약력이 물과 양분을 뿌리부에서 줄기부까지 이동시켜주는 것이다.
자연상태에서 생장하는 식물들은 미생물과의 공조가 원활하게 이루어져서 스스로의 생명력을 극대화해 가지만 비료와 농약으로 생육된 식물들은 넘쳐나는 양분을 섭취하는 방만함에 빠져서 미생물과의 공조를 도외시하게 된다.
그 결과 생존력이 떨어진다.
자연상태에서 성장한 식물의 생체 전기를 측정해보면 마이너스 값을 띠지만 거름으로 양육한 식물의 생체 전기를 측정해보면 플러스 값을 띠고 있다.
마이너스 값을 띠고 있는 식물을 섭취하면 우리 몸의 세포들이 전자를 공급받게 되지만 플러스 값을 띠고 있는 식물들을 섭취하면 소화 흡수되는 과정에서 오히려 전자를 빼앗기게 된다. 몸을 이루고 있는 세포들이 양분을 섭취하려면 APT 분해과정에서 필연적으로 활성산소가 만들어진다.
하지만 전자 환원력을 갖고 있는 양분들 섭취하게 되면 오히려 전자를 공급받게 되면서 활성산소가 해소된다.

* 환원 미생물 배양법

자연상태에서 생장한 식물을 채취해서 전자 환원력을 측정해보면 최대치가 약 -50mv 정도이다. 반대로 일반재배 농산물을 채취해서 환원력을 측정해보면 +10mv에서 -2mv 사이를 오고 간다.
자연상태에서 채취한 식물의 뿌리를 발효시켜 중화성 미생물의 전자 환원력을 -370mv까지 끌어올릴 수 있는 획기적인 방법이 개발되었다.

향후 -600mv까지 전자 환원력을 끌어올릴 계획이다.

-370mv의 환원 미생물을 음식으로 섭취하면 세포가 고스란히 그 전기를 충전하게 된다.

세포가 -370mv를 충전하면 어떤 일이 벌어질까?

세포막의 인지질에 50mv가 충전되면 세포 통신이 재개되면서 훼손되었던 세포가 복구된다.

바이러스는 직류 145mv에서 소멸된다. 때문에 바이러스로 인해 야기된 질병이 치료된다.

대장균은 직류 250mv에서 억제된다. 때문에 세균으로 인해 야기된 질병이 치료된다.

세포의 수명을 관장하는 텔로미어가 충전되면서 노화가 방지된다.

실제로 미생물의 전자 환원력을 -370mv로 증폭시킨 상태에서 식물과 생장환경을 공조시켰을 때 눈으로 보면서도 믿지 못할 만큼 기적 같은 일들이 일어났다.

3년동안 자라는 무,

잎이 피고 꽃이 필 때까지 싱싱하게 달려있는 사과,

1년 사이에 지름 10cm 이상으로 커버리는 나무.

수확량 5배 증가 등등. 수많은 일들이 생겨났다.

만약 -600mv로 전자 환원력을 높여준다면 어떤 일이 벌어질까? 참으로 기대가 된다.

환원 미생물 배양법에 대해서는 필자의 책 "생명과 시대사상"에 상세하게 기술되어 있다.

* 환원 농법

전자 환원력을 극대화한 미생물을 토양에 정착시킨 후 그 땅에서 농사를 짓는 법이다.
이런 환경에서 식물을 키우면 비료나 거름을 주지 않는다.
농약도 주지 않는다.
나무류는 물도 주지 않는다.
채소류는 물을 준다.
그래서 농사 비용이 비약적으로 줄어든다.
미생물을 토양에 뿌린 후 첫해에는 기존 소출의 60% 정도 수확을 한다.
두 해 째에는 80% 정도 수확을 하고 세 번째 해에는 100% 수확을 한다.
네 번째 해부터는 최소 150% 수확을 한다.
환원 농법으로 재배한 농산물은 어떤 작물이든 종류에 상관없이 기본적으로 -120mv의 전자 환원력을 갖고 있다.
이렇게 키운 작물은 뿌리에서부터 줄기, 잎, 열매, 가지 모두가 약이다.
만약 발효를 통해 환원력을 높여주면 -370mv 이상을 얻을 수 있다.

* 본제 원리 적용 암치료 사례

1. 전립선암 – 임파 전이, 뼈 전이(척추, 고관절, 갈비뼈, 어깨뼈) 치료 사례

2017년 4월 아는 지인의 소개로 상담 요청이 들어왔다.
당신의 조카사위가 암 진단을 받았는데, 상담을 해보고 싶다는 것이다.
환자를 만나보니 상당히 심각한 상태였다.
병원 치료가 불가능할 정도로 온몸에 암이 퍼져 있었다.
아래 사진은 당시 환자의 펫시티 사진이다.

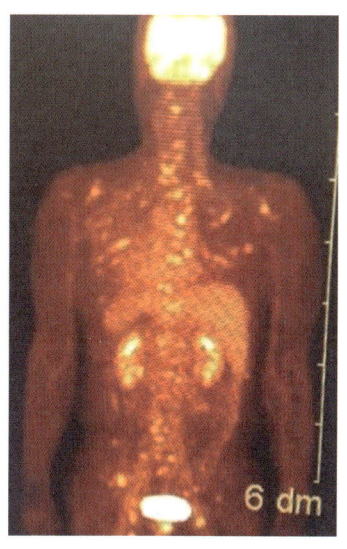

사진의 노란색 점들이 모두 암 이다.

심진과 기진, 체감각 진단, 뇌척수로 약식 검사를 통해 암의 발원처와 진행경로를 진단해 본 결과 다음과 같은 결론이 나왔다.

신체체감각 진단

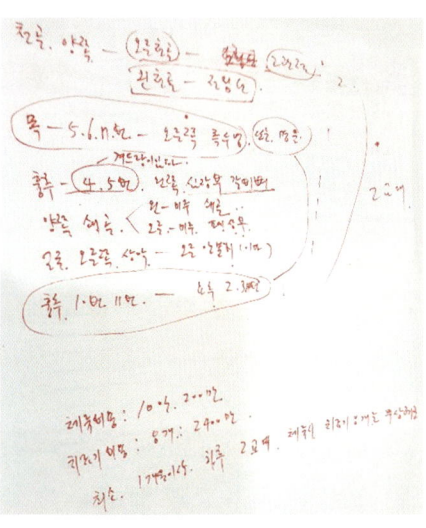

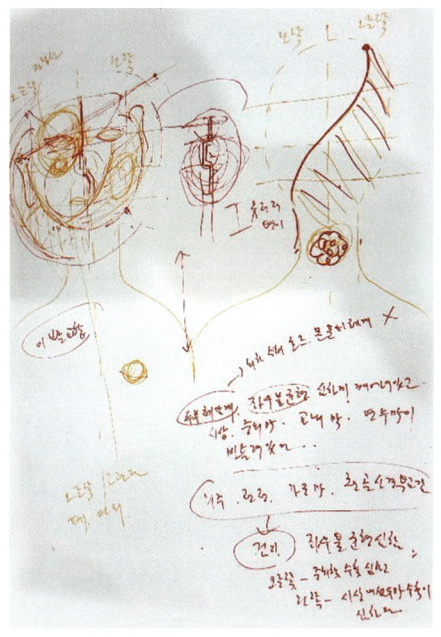

오른쪽 눈, 오른쪽 상악신경 경직으로 전립선에 이상이 생겼다.
 - 전립선 치료점.
 - 암의 발병 원인.

이빨 교합 안 맞는다.
 - 오른쪽 턱관절 아래쪽으로 처져있고 전정 균형 심하게 훼손되어 있다. 오른쪽 어금니 교합 안 맞는다. 췌장선 호르몬 분비 이상. 두부체감각계 훼손. 뇌하수체 호르몬 분비 체계 비정상.
얼굴 중심선이 코 중간부위에서부터 크게 틀어져 있다. 코선은 오른쪽으로 기울어져 있고 코밑 인중부위는 왼쪽으로 기울어 있다.
입술 부위는 오른쪽으로 기울어져 있다.
오른쪽 눈은 어둡고 왼쪽 상악부 절반이 경직되어 있다.
 - 두부체감각계 뇌하수체 호르몬 분비 기능 치료점.

오른쪽 고관절 틀어져 있다.
 - 고관절 전이
폐, 다리 안 좋다.
망상체 교뇌부 유전적 변이
두부체감계 - 뇌하수체 호르몬 분비 체계 이상.
좌우 불균형 심하게 깨져 있다.

시상. 중뇌막. 교내막. 연수막이 비틀려 있다.
 - 얼굴부 불균형의 원인이다. 머리부 세 영역이 전체적으로 훼손되어 있다.

- 암의 발원처이다.
뒤통수 시각피질 오른쪽으로 과도하게 위축되어 있다.
　- 치료점.
목 경추 3.4.5.6번에 암이 전이되어 있다.
　- 치료점

미주신경 과도 항진
　- 교감기능 저하 시킨다. 오른 동안신경 수축이 원인이다.
　- 암의 발병 원인 중 하나이다.

전정 불균형
　- 좌우 불균형이 심하다.
　- 암의 발병 원인.

오른 가로막신경 수축
　- 오른 부신수질수축. 아드레날린 분비저하. 체온 떨어지는 원인이 되고 세포 대사에 이상이 생기면서 암세포가 생겨난다.
　- 암의 발병원인.

천골신경 부교감 과도항진
　- 전립선 성선신경총 안 좋아진 원인.

검지. 좌우 불균형 심함.
　- 오른쪽 왼쪽 균형이 전반적으로 깨어져 있다.

오른쪽 - 중뇌핵 수축

- 중뇌 수도관이 좁아진 원인. 뇌척수액의 흐름이 정체되면서 생체전기 생성 기능이 떨어지는 원인이다.
  - 암이 생겨난 또 하나의 원인이다.
왼쪽 - 시상 내섬유막 수축이 심하다.
  - 부교감 항진시에 피질경로 수축이 과도하게 일어난다.

발병과정과 치료경력 - 환자 증언

작년 4월 - 이태리 배낭여행 5주
왼팔 부었음. (옷 입을 때 느낄 정도)
엑스레이 가슴 사진. 왼쪽 폐 물 고임.
목 옆 정맥혈관 막힘 (왼쪽)
혈전 약 복용 - 6개월마다 혈관 CT
올 2월 말 - 5주 배낭여행 끝날 때쯤 목 통증
올 3월 말. 혈관 CT - 임파선 부었다.
　　　　　복부 CT - 전립선암 발견
　　　　　　　　　척추 전이. 갈비뼈 전이.
　　　　　　　　　목뼈 전이. 골반 전이.
호르몬 치료 - 남성 호르몬 억제제. 칼슘제.

뇌척수로 약식 진단

오른쪽 검지 첫째 마디 굴곡 안됨
  - 오른 삼차신경 중뇌핵 수축. 미주신경 과도 항진

오른쪽 검지 억제 시 오른쪽 엄지 첫째 마디 구부러짐
  - 오른 삼차신경 중뇌핵을 당겨주면 적핵 상부 딸려온다.
  - 시개척수로 동안신경 이상

오른쪽 검지 억제 시 오른쪽 새끼 손가락 벌어짐
  - 부교감 항진 시 오른쪽 부신경 수축. 부신경, 미주신경 시냅스 잘 안됨.

엄지 억제 시 4지까지
  - 척수핵 기능 약화. 머리 쪽 부교감신경과 천골 부교감 신경 서로 연결 잘되지 않는다. 심장기능 약화

엄지 검지 억제 시 왼 3지 첫째 마디 구부러진다.
- 시개 억제 시 왼쪽 시상 내섬유막 수축.

엄지 검지 억제 시 오른 3지 첫째 마디 힘이 들어간다.
- 오른쪽 시상 내섬유막도 수축. 좀 덜하다.
오른쪽 - 중뇌핵 수축 심하고
왼쪽   - 시상내섬유막 수축이 심하다.

※ 미주신경, 가슴신경 (교감신경 약화) 삼차신경 척수핵 경로 피질경로 수축.

도드리 부착점

천골 양쪽 - 오른 천골 - 고관절
　　　　　　왼 천골 - 전립선

목 - 5, 6, 7번 - 오른쪽 측두엽 또는 명문
중추 - 4, 5번. 겨드랑이 임파. 왼쪽 심장부 갈비뼈.
양쪽 쇄골 - 왼쪽 - 미주 쇄골
　　　　　　오른쪽 - 미주, 폐 상부.
얼굴. 오른쪽. 상악. - 오른 안분지 (이마)
흉추 10번 11번. - 요추 2, 3번.

오른쪽 전립선
이빨 교합
오른쪽 고관절
폐, 다리

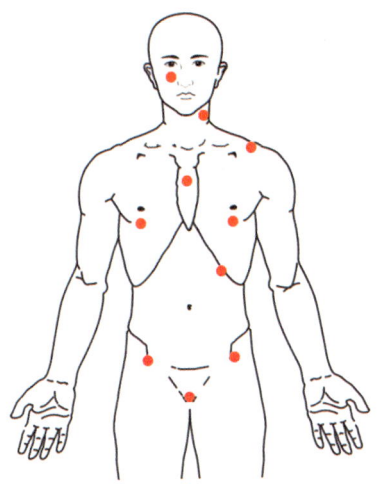

<도드리 치료점(앞)>

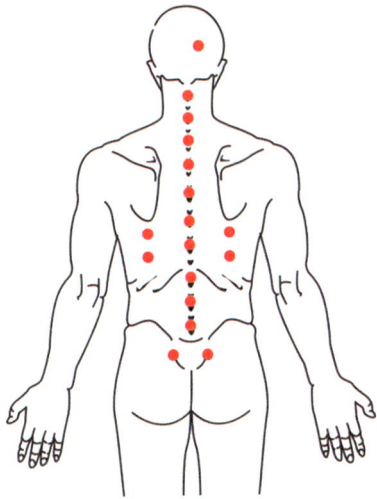

<도드리 치료점(뒤)>

진단 결과에서 살펴보았듯이 이분 같은 경우는 발병 원인이 여섯 가지였다. 그 상태에서 생체 전기가 극도로 약해지면서 암이 생겨났고, 전해질이 고갈되면서 다발적 전이가 일어났다. 그 상태로 방치하면 3일도 못 넘기고 하체마비가 진행될 상황이었다.
앉은 자리에서 도드리 8개를 붙이고 상태를 지켜보았다. 그야말로 마른 솜에 물 스며들 듯 환자의 몸속으로 생체 전기가 흘러 들어갔다.

이 환자는 중뇌핵이 경직되면서 중뇌 수도관이 좁아지고, 3뇌실과 4뇌실 간의 뇌척수액 흐름이 정체되면서 생체 전기가 약해졌다.
생체 전기가 약해지면 세포 간 유전정보의 공유가 원활하게 이루어지지 않는다. 이런 상황이 6개월 이상 지속되면 그 과정에서 암세포가 생겨난다.
암세포는 줄기세포가 생체 세포로 변환되는 과정에서 생겨난다. 줄기세포가 생체 세포로 전환되면서 세포 간 유전 공명이 차단되면 줄기세포성과 생체세포성을 반반 갖고 있는 암세포가 생겨난다.
세포 간 유전 공명이 차단되는 것은 생체 전기가 부족하기 때문이다.
15mV 이하로 생체 전기가 떨어지면 암세포가 생겨난다.
이 환자의 경우도 생체 전기가 약해진 상태에서 과도한 운동으로 전해질이 급격하게 소모되면서 암이 전이된 것이다.
2시간 정도 몸이 충전되기를 기다렸다가 뇌척수로 운동법을 가르쳐주고 영양센터로 내려갈 것을 권해 드렸다.

3일 뒤에 영양센터에서 환자를 다시 만났다.
3일 전에 비해서는 병세가 많이 호전되어 있었다.
도드리를 7개 더 붙여 주고 6시간에 한 번씩 교대해 주도록 했다.
영양센터에 내려와서는 운동치료와 명상치료를 병행했다.
뇌척수로 운동 3시간, 발성 명상 2시간, 하루 5시간씩 그야말로 사력을 다해서 치료에 임했다.
이 환자에게는 도드리가 26대가 쓰였다.

그렇게 2달을 치료했다.
2달 뒤 다시 펫시티를 찍었다.
놀라운 결과가 나타났다.
아래 사진은 그때 찍은 펫시티 사진이다.

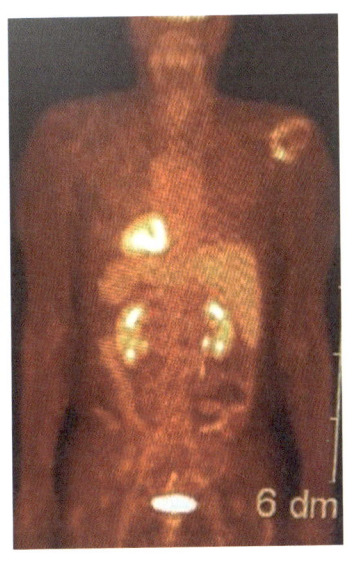

이 환자는 본제 요법으로 치료하면서 호르몬 치료를 병행했다. 2020년 12월 8일 현재 3년이 지난 뒤에도 아주 건강하게 생활하고 있다.

2. 십이지장 암 – 복막 전이 치료 사례

70대 중반의 노인이다.
단기기억 상실증에다가 중풍, 치매가 있던 환자인데 3년 전부터 도드리 치료를 하고 있었다.
중풍이 오른쪽 측두엽 피질 경색으로 진행되었고, 치매는 왼쪽 피질이 막히면서 진행된 케이스였다.
1년간 치료를 통해 증상은 많이 호전되었다. 혼자서 아파트 비밀번호를 누르고 내왕을 할 수 있었고 손발 저림이 사라질 만큼 중풍도 치료가 되었다.
그러던 어느 날 극심한 복통 때문에 내시경 검사를 해보니 십이지장 암이 발견되었다.
복강 쪽 암은 병원 진단으로 발견되지 않았다.
복강암은 필자의 진단으로 발견한 것이다.
병원에서는 복강 쪽 암에 대한 치료 방향을 논하지 않았다.
주치의 의견으로는 수술을 해도 예후가 좋지 않을 수 있다 했다.
두 달 동안 도드리 치료를 해보기로 하고, 치료 설계에 들어갔다.
이 분 같은 경우는 평생 동안 십이지장 궤양을 앓았다 한다.
당시 환자는 십이지장이 막혀서 식사를 전혀 하지 못하는 상태였다.

병원에 한 달 동안 입원한 상태에서 도드리 치료를 하게 되었다.

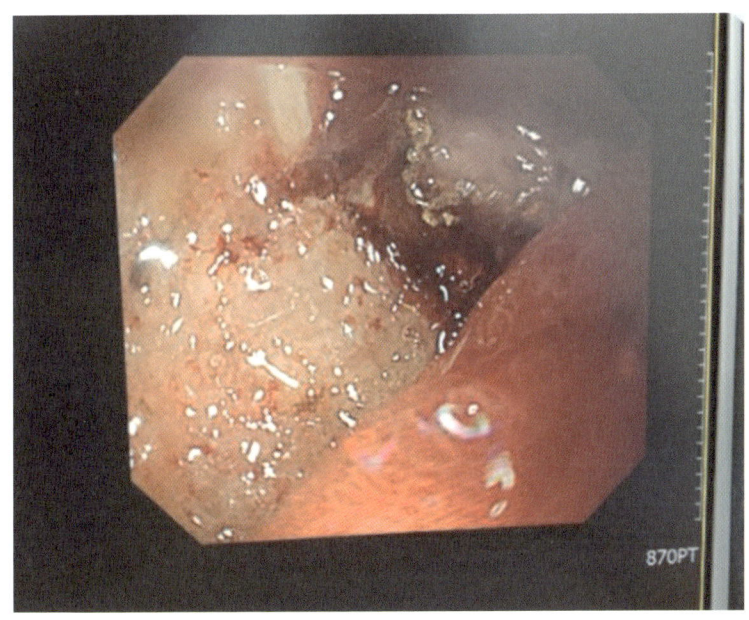

<당시 환자의 내시경 사진>

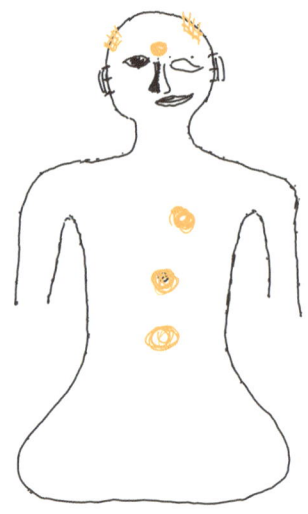

<체감각 진단도(앞)>

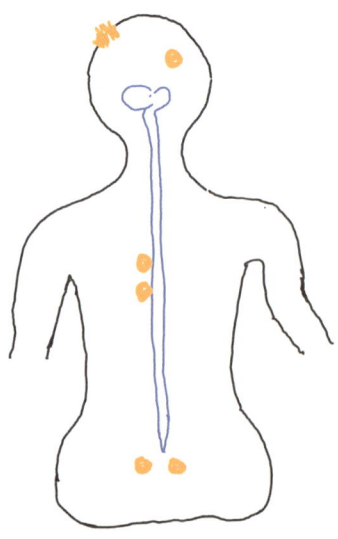

<체감각 진단도(뒤)>

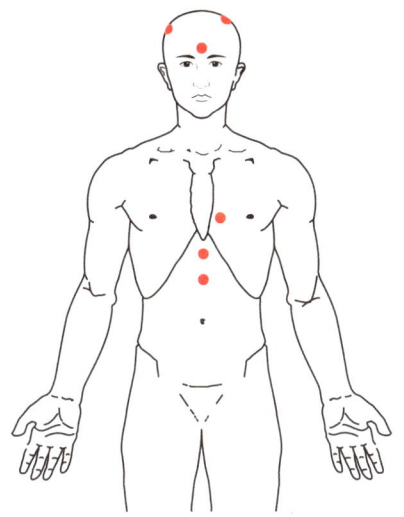

<도드리 부착점(앞)>

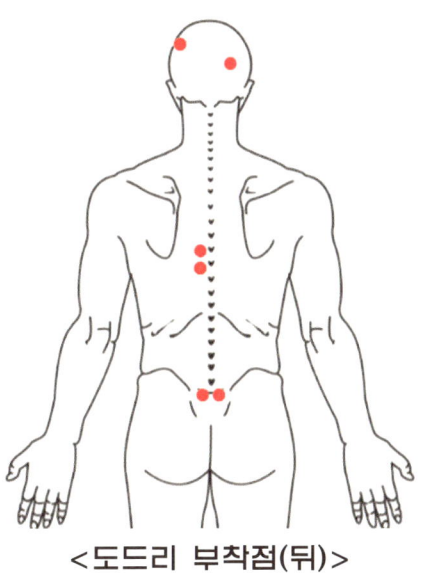

<도드리 부착점(뒤)>

퇴원 후 한 달 동안 자가 치료를 하고 난 뒤 두 달 만에 다시 내시경 검사를 했다.

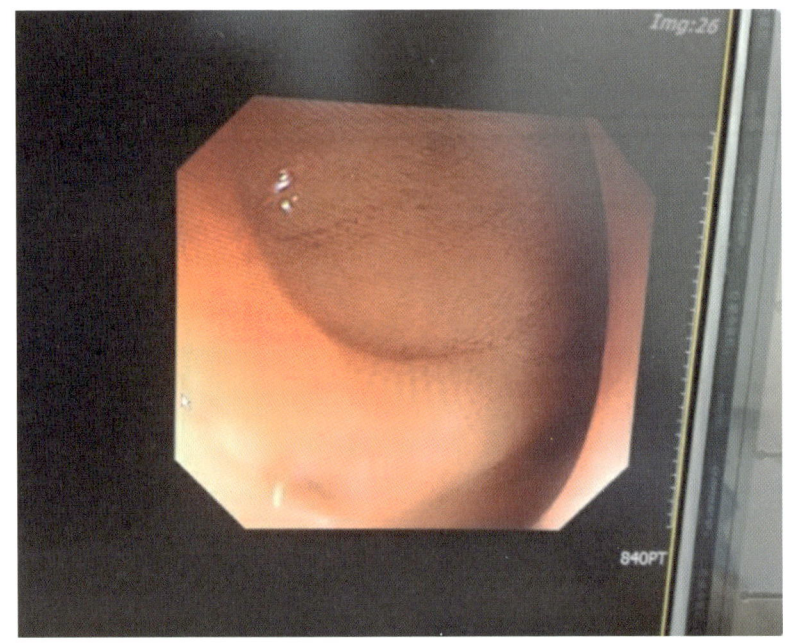

<치료 후 내시경 사진>

사진과 같은 결과가 나왔다.
당시 병원 관계자들이 내시경 사진을 보기 위해 구경을 왔다 한다.
십이지장 암은 두 달 만에 치료되었지만, 복강에 전이된 암은 아직도 치료된 것이 아니었다.

3년 동안 치료할 것을 권장했더니, 부인과 함께 영양센터로 내려오셨다.
치료 석 달째 되는 날 복강에 있던 암도 아랫배 쪽으로 떨어져 내렸다.
크기는 약 10cm 정도 툭불거진 덩어리가 왼쪽 방광으로 매달린 상태였고, 환자는 통증을 호소했다.
도드리 삼극 침대를 설치해서 그 안에서 생활하도록 하고 해령천다와 찜질요법을 병행했다.
3일간 치료 후에 10cm 정도 되던 암덩어리가 5cm 이하로 줄어들었고, 두 달 후에는 덩어리 자체가 없어졌다.
1년 동안 치료를 하면서 한 달 간격으로 덩어리가 세 번 정도 나타나더니 1년이 지난 지금은 덩어리도 없어진 상태다.
위의 그림은 당시 환자의 체감각 진단도이다.

체감각 진단 결과

오른쪽 측두엽이 훼손되어 있다.
  - 단기 기억상실증, 중풍의 원인

왼쪽 측두엽도 훼손되어 있다.
  - 치매의 원인.

비공에 염증이 있다.
  - 방광이 안 좋아지면서 비염이 생겼고 만성화되면서 폐와 비장이 안좋아졌다. 뇌하수체가 경직되는 원인이 되었고 췌장

선 호르몬 분비가 비정상적으로 이루어지는 원인이 되었다. 췌장액과 담즙분비가 저하되면서 십이지장 궤양이 생기는 원인이 되었다.
 - 암의 발원처이다.

오른쪽 시각 경로 어둡다.
 - 동안신경 수축되어 있고 부교감 항진이 과도하게 이루어진다.
 - 심장이 안 좋아진 원인이고 천골부가 냉해지면서 골다공증이 생겨 나게된 원인이다. 중풍의 원인이다.

오른쪽 코가 막혀 있다.
 - 오른쪽 교감신경기능이 저하된 원인이다.

턱관절 오른쪽이 처져 있다.
 - 전정 균형 깨져 있고 오른 어금니 교합이 틀어지도록 한 원인이다.
 - 두부체감각계가 훼손되는 원인이 되었고 뇌하수체 호르몬 분비 기능이 저하되는 원인이 되었다. 비염과 함께 암이 생겨난 원인이다.

입술 균형 왼쪽으로 심하게 기울어 있다.
 - 왼쪽 안면신경 수축되어 있다.
 - 중풍의 원인이다.

심장 안 좋다.
 - 부교감이 과도하게 항진되어 있기 때문이다.

십이지장, 소장 안 좋다.
 - 위산은 과다 분비되고 췌장액과 담즙은 적게 분비됨으로써 생긴 증상이다.
 - 암의 원인이다.

오른쪽 시각피질 훼손.
 - 오른 동안신경 수축과 연계되어 있다.

오른 소뇌 위축되어 있다.
 - 오른 시각피질 훼손되면서 피질 경로 수축으로 소뇌가 위축되었다.
 - 전정 불균형의 원인이고 단기기억상실증의 원인이다.

흉추 5,6번 부위 왼쪽으로 틀어져 있고
 - 위장, 십이지장, 소장 자율신경 균형이 깨어진 원인
 - 치료점이면서 발원처.

천골 골다공증 증상이 있다.
 - 중풍이 시작된 원인. 천골부 부교감이 과도하게 항진되면서 생긴 증상. 방광이 안 좋아지고 전립선 기능이 저하되는 원인이다.

3. 간암, 뇌암 치료 사례

지인으로부터 연락이 왔다.
남편이 간암으로 진단을 받았는데, 상담을 해달라는 부탁이다.
남편도 평소 알고 지냈던 터라 흔쾌히 수락하고 일정을 잡았다.
환자는 간경화를 앓고 있었다.
그러다가 간암으로 발전한 것이다.
크기는 1.2cm 정도였다.
심진, 기진을 한 다음에 체감각 진단을 하고, 뇌척수로 약식 검사를 했다.
진단 결과 오른쪽 눈 뒤쪽으로 뇌종양이 생긴 것을 발견했다.
그래서 있는 그대로 설명을 해 주었다.
"간암은 간경화로 생긴 것이지만 오른쪽 눈 뒤로도 암이 생겨났다.
간암은 나중에 생긴 것이고, 오른쪽 눈 뒤에 생긴 암이 오히려 발원처다."
덤덤하게 설명을 듣던 환자가 치료가 가능한지 물었다.
가능하다 말해 주었다.
병원 주치의는 수술을 권고하는 상태였다.
병원에서는 아직 머리 쪽 앞에 대해서는 진단 결과가 없는 상태였다.
환자와 부인은 수술을 안 하고 싶어 했다.
상의 끝에 석 달 정도 도드리 치료를 해보고 차도가 없으면 수술하기로 했다.
주치의와 상의한 결과 "석 달은 시간을 못 준다. 한 달 정도는 시간을 줄 수 있다."라는 답변을 받았다.

한 달 동안 도드리 4개를 가지고 치료에 임했다.
운동치료는 뇌척수로 운동 중 적핵, 피질 운동을 했고, 오른쪽 눈 안쪽의 암은 도드리 한 대와 전도성 안대를 활용해서 치료했다.

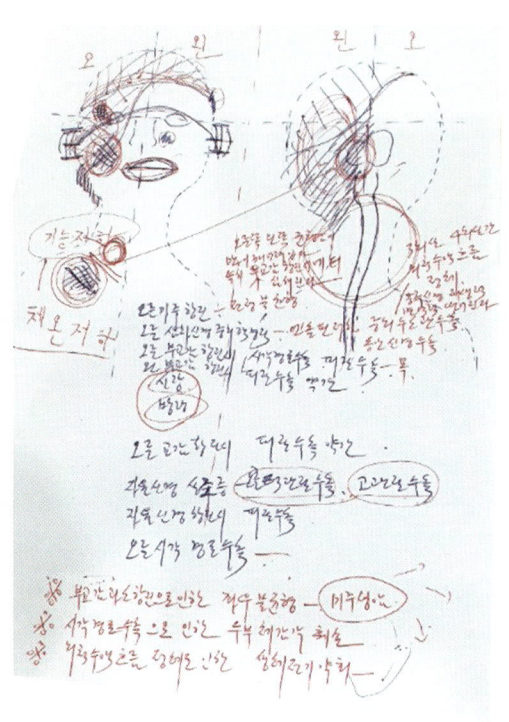

* 진단 결과

교감신경 항진력 떨어져 있다.
체온 저하
  - 면역력 떨어져 있다.

오른쪽 왼쪽 균형감이 많이 깨져 있다.
특히 부교감 항진 시에 더 심해진다.
- 전정 불균형

3뇌실, 4뇌실, 간, 뇌척수액 흐름 정체.
중추신경 재생력 면역력 떨어진다.
중뇌 수도관 수축
동안신경 수축

오른 미주 항진.
오른 삼차신경 중뇌핵 경직 - 엔도르핀분비 저하
오른 부교감 항진 시 시각 경로 수축. 피질 수축.
  - 목.
왼 부교감 항진 시 피질 수축 약간.
신장. 방광.

오른 교감 항진 시 피질 수축 약간.
자율신경 실조증 - 오른쪽 관절 수축, 고관절 수축.
자율신경 항진 시 피질 수축.
오른 시각 경로 수축.

※ 부교감 과도 항진으로 인한 좌우 불균형
 - 미주성 암 발병원인.
※ 시각 경로 수축으로 인한 두부체감각 훼손
 - 암 발병원인.
※ 뇌척수액 흐름 정체로 인한 생체 전기 약화
 - 암 발병원인.

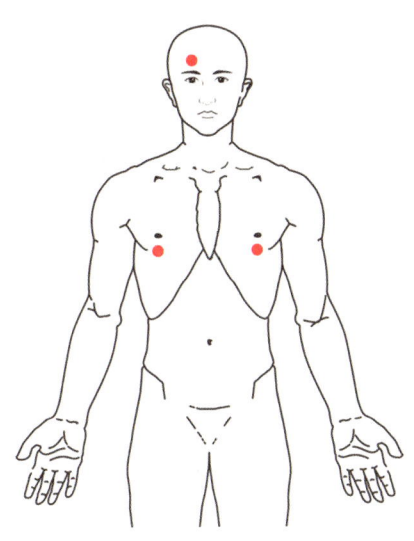

<도드리 치료점(앞)>

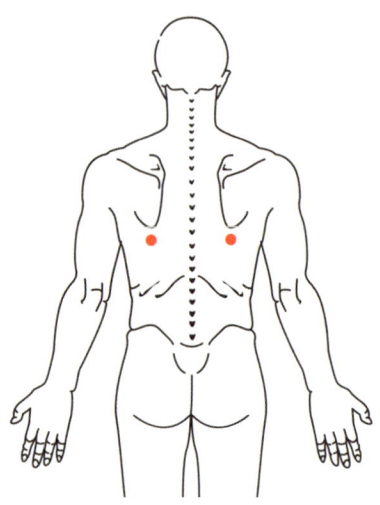

<도드리 치료점(뒤)>

한 달 후 다시 검사를 했다.
머리 쪽 암은 없어졌고, 간 쪽의 암은 변화가 없었다.
주치의에게 어떻게 했으면 좋으냐고 상의했더니 환자의 선택에 맡기겠다고 했다. 결국 수술을 안 하고 하던 방법 그대로 치료하기로 했다.
현재 5개월째 치료 중이다.
이 분 같은 경우 주치의가 한 달의 여유를 준 데에도 사연이 있었다.
이 분이 필자에게 상담받을 즈음에는 머리 쪽 MRI를 찍어놓고 아직 결과가 나오지 않은 상태였다. 그 시점에서 체감각 진단을 받았는데, 그 결과도를 그림으로 그려주면서 오른쪽 눈 뒤쪽에 암이 있다고 알려주었다.
그 후 병원에 가서 MRI 사진을 확인해 보니 진짜로 오른쪽 눈 뒤에 암이 생겨 있었다.
병원에서는 담당 의사들끼리 의견이 분분했다는 전언이다.
간에 암이 생겨 머리로 전이된 상태인데, 그렇다면 1.2cm 정도 되는 초기암이 어떻게 뇌로 전이돼서 그보다 더 큰 암덩어리를 형성할 수 있느냐가 논의의 관점이었다 한다.
결국 간암에서 뇌전이로 환자에게 설명을 했던 것인데, 환자가 필자가 그려준 그림을 내밀면서 오히려 뇌의 암이 간암의 발원처라 하더라 하니 주치의도 나름 공감이 되었던 모양이었다.
MRI를 본 것도 아닌데, 정확하게 암이 생긴 부위를 표시해준 그림을 보고 한 달이라도 여유를 준 것이다.
한 달 뇌쪽의 암이 사라진 것을 본 다음에는 "그래도 병원 입장에서는 수술을 권유할 수밖에 없지만 치료 방향에 대해서는 환자의 의견을 따르겠다"라고 말하더라는 것이다.
이 환자는 2021년 1월에 다시 검사받을 예정이다.

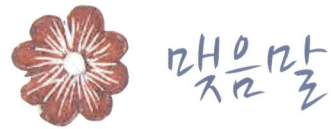 맺음말

석 달 동안 두 권의 책을 작업했다.
첫 번째 책은 손글씨로 작업한 분량이 많아서 큰 어려움이 없었다. 하지만 본제 의학은 일일이 태블릿으로 작업해야 했다. 자판을 두드리지 못해서 전자펜으로 한 글자 한 글자를 찍어서 작업하려니 시간도 시간이지만 전자파가 어깨에 박혀서 무시무시한 통증에 시달려야만 했다. 오른쪽 팔이 끊어져나가는 듯한 통증을 느끼면서도 고집스럽게 작업을 해 온 것은 이 책을 쓰면서 지나온 삶을 되돌아볼 수 있었기 때문이다.
때로는 아파했고, 때로는 기쁨이 되었던 지난날의 인연들! 후회도 없고, 미련도 없지만 다시 한번 떠올리고 간직하고 싶었다.
이 책은 고통의 산물이다.

점심을 먹으면서 머리말에 대한 이야기를 나누다가 문득 한 사람이 생각났다. "신농씨"이다.
신농은 중국에서 상제로 추앙받는 인물이다. 농업을 정립하고, 의학을 체계화했으며, 차의 비조로 알려져 있다. 산동 곡부 사람으로 고대 중국 문명을 최초로 일으킨 성현이시다. 신농은 문자를 창제했다. 그것이 바로 금문이다.
신농의 이름은 "명"이다. 신농이 태어난 날이 1월 1일인데, 이날을 명절이라 부른다.

"나의 삶은 신농과 닮아 있다."
10년 전 어느날 나는 그런 생각을 했었다. 그 당시 나는 다도 명상에 대한 책을 쓰고 있었다. 한데 오늘에 와서 그 신농씨가 다시 떠올랐다. 필자의 생일은 1월 1일이다.

지금까지 필자는 교육체계를 확립하고, 새로운 농업기술에 대해 연구해 왔으며, 에너지 분야와 의료 분야에 대해 연구해 왔다. 문자에 대한 연구도 했다. 이런 삶의 궤적들이 묘하게도 신농씨와 공감을 이룬다.

"신농은 본초학을 정립했고, 나는 본제 의학을 정립한다."
묘한 기시감이 든다.
문득 그 때 나에게 의술을 전수해준 그 신명은 누구일까?
이런 의문이 생긴다.

막상 그때는 그저 신명이려니 하고 출신 내력에 대해서는 한 번도 물어보지 않았는데 27년이 지난 오늘에서야 그가 누구였을까? 하는 의문이 드는 것도 묘한 일이다. 당시 그가 입고 있었던 옷은 소매가 넓은 중국옷이었다. 도사들이 입는 도포 같은 옷이었는데, 여러 개를 껴입은 것이 아니고 파자마처럼 한 겹만 입고 있었다. 그는 항상 그 모습으로 내 앞에 나타났었다.

그가 신농이었을까?
모를 일이다.

본제 의학 원리

1판 1쇄 인쇄일   2020년 12월 11일
1판 1쇄 발행일   2020년 12월 25일

지은이   구선
본문 그림   구선
편집   이진화 김우담
교정 교열   권규호

펴낸 곳   도서출판 연화
주소   경상북도 영양군 수비면 낙동정맥로 2632-66
전화   02) 766-8145
출판등록일   2005년 11월 2일
등록번호   제 517-2005-00001 호

ISBN   979-11-972118-2-9

이 책은 저작권법에 따라 보호를 받는 저작물이므로 무단전재와 복제를 금하며, 이 책 내용의 전체 또는 일부를 사용하려면 반드시 저작권자의 서면 동의를 받아야 합니다.